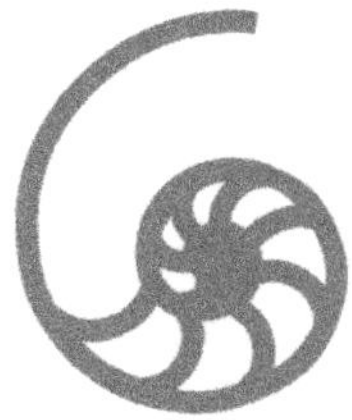

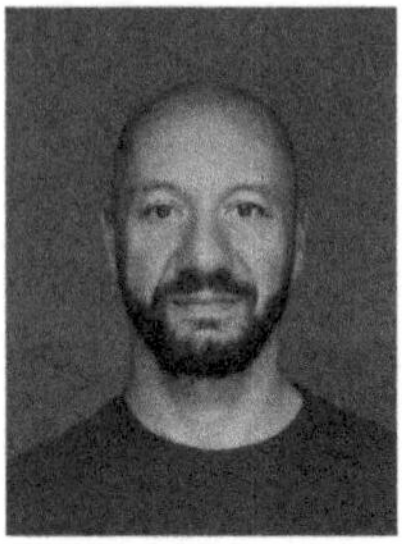

SELIM ÖZDOGAN, geboren 1971 in Köln, zweisprachig aufgewachsen, Abitur, danach Studium der Völkerkunde, Philosophie und Anglistik, abgebrochen. Zahlreiche Jobs, Veröffentlichungen seit 1995. Sein Debütroman *Es ist so einsam im Sattel, seit das Pferd tot ist* wurde zum Kultbuch. Zuletzt erschien bei Edition Nautilus der Kriminalroman *Der die Träume hört* (2019). Selim Özdogan lebt in Köln.

SELIM ÖZDOGAN

DIE MUSIK AUF DEN DÄCHERN

ERZÄHLUNGEN

EDITION NAUTILUS

Die Arbeit an diesem Buch wurde gefördert durch ein Arbeitsstipendium des Landes Nordrhein-Westfalen.

Edition Nautilus GmbH
Schützenstraße 49 a
D-22761 Hamburg
www.edition-nautilus.de

Deutsche Erstausgabe September 2021
Umschlaggestaltung:
Maja Bechert
www.majabechert.de
Porträt des Autors Seite 2:
© Lucie Ella

MIX
Papier aus verantwortungsvollen Quellen
FSC® C083411

Druck und Bindung:
CPI – Clausen & Bosse, Leck
1. Auflage
ISBN 978-3-96054-262-9

Every soul is like a minnow
Every mind is like a shark
Me, I've broken every window
But the house, the house is dark

Leonard Cohen

I was fresh from a war
but it was internal

J Hus

ALLES FÄNGT MIT A AN

Wenn montags auf der Arbeit darüber geredet wird, was man am Wochenende so gemacht hat, sage ich nie, ich war mit Cenk im Park. Oder im Zoo. Oder auf dem Sofa. Ich sage nicht, ich habe mit Cenk Neocube gespielt, diese kleinen magnetischen Kugeln, die man zu verschiedenen Formen zusammenlegen kann. Ich sage nicht, ich habe mit Cenk gepuzzelt. Ich erzähle auf der Arbeit nicht von Cenk. Aber manchmal von Esra. Oder ich erzähle, wie ich früher die Wochenenden verbracht habe. Zu Hause. Dann hören die Kollegen meist interessiert zu. So wie ich lange Zeit Menschen zugehört habe, die schon mal das Meer gesehen hatten.

Als ich dann zum ersten Mal davorstand, hatte ich Angst. Ich wusste nicht, ob vor dem Wasser oder davor, dass diese Sehnsucht nun für immer verloren war. Zwei Jahre ist das nun her. Ich erzähle nie von Cenk, und nach dem Besuch von Herrn Olson werde ich das auch in Zukunft nicht tun. Obwohl mir das Erzählen vielleicht helfen könnte zu verstehen.

Es war Mittwoch. Mittwochs schauen Esra und ich immer zusammen *Muhteşem Yüzyıl*, die Serie über das Leben Sultan Süleymans. Mindestens eine halbe Stunde bevor sie beginnt, gehe ich hoch, wir trinken Tee und reden. Tee erinnert mich immer an Geselligkeit, ich trinke ihn nie allein. Wenn ich allein bin, trinke ich Kaffee. Ohne Milch und ohne Zucker, ich mag ihn so, aber er ist kein Getränk zum Zusammensein.

An diesem Mittwoch war ich gerade erst von der Arbeit zurück, als Esra klingelte. Sie fragte mich, ob ich kurz hochkommen könne. Patrick sei da mit einem Mann, den sie nicht kenne. Patrick ist ein Schüler, er kommt zweimal die Woche

und spielt mit Cenk, damit Cenk Deutsch lernt. Esra zahlt vier Euro pro Stunde und so ein Club reicher Menschen zahlt auch vier Euro, und so bekommt Patrick acht.
Als ich in Esras Küche kam, standen Patrick und der Mann auf und Patrick wollte mich vorstellen.
– Frau Martyna…, fing er an.
– Martynazova, half ich ihm.
– Frau Martynazova, das ist Herr Olson, unser Pate beim Rotary Club.
Wir gaben uns die Hand.
– Sehr erfreut, sagte Herr Olson.
– Ich habe ihm erzählt von Cenk und er wollte sich sein eigenes Bild machen, sagte Patrick.
– Frau Martynazova, sagte Herr Olson, während wir uns an den Küchentisch setzten, ich habe schon mit Frau Can über ihren Sohn gesprochen, aber ich bin mir nicht sicher, ob sie alles verstanden hat. Deshalb habe ich sie gefragt, ob sie jemanden kennt, der für sie übersetzen kann.
Er sprach Esras Nachnamen Kan aus, nicht Dschan.
Während Herr Olson redete, nickte ich viel. Er klang ernst. Esra sah mich an und ihr nickte ich auch zu.
– Ich werde mit ihr darüber sprechen, sagte ich schließlich.
Nachdem Herr Olson und Patrick gegangen waren, fragte Esra mich:
– Was wollen sie?
Sie musste es schon verstanden haben, aber sie wollte sich vergewissern.
– Sie wollen mit Cenk zu einem … ich weiß das Wort auf Türkisch nicht … zu einem Kinderarzt für den Kopf…
Mein Türkisch ist nicht besonders gut. Ich verstehe fast alles, vor allem seit ich in Deutschland bin und jeden Mittwoch gemeinsam mit Esra *Muhteşem Yüzyıl* gucke. Aber wenn ich sprechen muss, bin ich langsam, ich mache Fehler oder finde die richtigen Worte nicht.
– Psychologe, sagte Esra.
Ich nickte.

– Warum?
– Weil er kein Deutsch spricht.
Patrick kommt jetzt seit über einem Jahr, seit acht Monaten geht Cenk in den Kindergarten, aber er sagt nicht mal ja oder nein auf Deutsch. Doch er versteht alles. Da bin ich mir sicher.
– Sein Großvater hat gar nicht gesprochen, bis er fünf war, sagte Esra. Die Menschen haben schon geglaubt, er sei stumm. Und Cenk spricht ja. Kann der Psychologe denn Türkisch?
– Es gibt einen in Düsseldorf, der Türkisch kann.
– Düsseldorf, sagte sie.
Ich nickte wieder.
Was sollte ich sagen? Dass sie Patrick dafür bezahlt, dass Cenk Deutsch lernt? Dass das wichtig ist in diesem Land? Dass mein Deutsch mir bei der Wohnungssuche nicht viel geholfen hat, wahrscheinlich weil der Name wichtiger ist als die Sprache? Parizoda Martynazova. Da ist Cenk Can einfacher. Sollte ich sagen, dass ich meinen Sohn auch nicht zu einem Psychologen schicken würde?
Wir haben Tee getrunken und *Muhteşem Yüzyıl* geguckt. Es gibt eine Folge, in der man im Hintergrund ein Auto vorbeifahren sieht. Im 16. Jahrhundert. Es ist viel darüber gesprochen worden. Gewitzelt über den Erfindungsreichtum und die Macht der Osmanen. Darüber, dass solche Fehler nicht passieren dürfen, weil dann die ganze Serie der Lächerlichkeit preisgegeben wird.
Man kann das Auto nur sehen, wenn man genau hinguckt. Und so sind die Leute. Sie schauen genau hin. Sie suchen Fehler. Fehler sind wie Berge, man steht auf dem Gipfel seiner eigenen und redet über die der anderen.
Ich weiß nicht, warum Cenk zu einem Psychologen gehen sollte. Aber ich weiß auch nicht, warum er sich weigert, Deutsch zu sprechen.
Cenk gewinnt beim Memory gegen mich. Er kann aus den Kügelchen des Neocube einen Würfel basteln. Ich kann nichts vor ihm verstecken und er kann besser als ich mit meinem

Smartphone umgehen. Cenk lacht nicht über mein Türkisch, er kann meinen Namen aussprechen, er merkt, wenn ich einen schlechten Tag auf der Arbeit hatte. Dann kommt er immer und kuschelt sich an mich, bevor wir anfangen zu spielen.
Cenk stellt Fragen, die ich nicht immer beantworten kann. Wer hat Oma geboren? Warum wird die Sonne abends rot? Er will wissen, ob in der Geschirrspülmaschine Arme versteckt sind oder wer sonst das Geschirr darin sauber macht. Er möchte wissen, ob Mädchen mit Ohrlöchern geboren werden. Was ein Geruch ist. Wer die Wolken macht und warum sie nie kaputt aussehen. Als er vor meiner Weltkarte stand und ich versucht habe, ihm zu erklären, was er da sieht, wollte er wissen, was denn auf der Rückseite der Welt ist. Er fragt, wie die Bäume im Winter Wind machen, weil sie dann doch gar keine Blätter mehr haben. Und ob Gott eine Brille trägt. Ob Stiefmutter ein Beruf ist.
Die Kollegen stellen mir auch Fragen, ganz andere, auf die ich auch oft nicht zu antworten weiß. Wie es mir denn gefällt in Deutschland und ob es mir nicht zu kalt ist. Zu kalt. Was ich am Wochenende gemacht habe. Ob wir lateinische oder kyrillische Buchstaben haben. Ob ich denn mit dem Zug gekommen bin. Ob wir auch so große Schlaglöcher in den Straßen haben wie in Kasachstan.
Ob es unter den Sowjets besser war oder jetzt. Ich sage dann nicht, ich bin fünfundzwanzig, woher soll ich das wissen? Ich sage: Die Älteren sagen, dass es früher besser war.
Die Fragen verraten so viel. Genau wie die Lügen, die man erzählt. Wenn Cenk viele Fragen stellt, freue ich mich. Wenn jemand auf der Arbeit neugierig scheint, trinke ich Kaffee und hebe die Schultern.
Ich könnte auch fragen, aber manchmal glaube ich, sie würden mich dann für dumm halten.
Am Anfang habe ich gedacht, es gäbe nur hier in Bonn so viele Türken. Esra hat mir dann erzählt, wie ihre Landsleute nach Deutschland gekommen sind. Es ist seltsam, dass wir hier

Nachbarinnen geworden sind. Viele Usbekinnen gehen in die Türkei, unsere Sprachen sind sich ähnlich, sie lernen schnell. Sie arbeiten dort als Haushälterin, als Kellnerin oder irgendwo, wo sie mehr verdienen können in der kurzen Zeit, die man mit einem Touristenvisum hat. Sie kommen zurück und erzählen vom Meer.
Ich habe auch noch nicht gefragt, warum hier so viele alte Menschen allein sind. Ich sehe sie allein auf der Straße, sie kaufen allein ein, für nur eine Person, sie essen wahrscheinlich auch allein und sie brauchen für jeden Abend eine Serie. Sie leben in ihrem eigenen Land, als hätten sie niemanden.

Der Mund ist eine gute Stelle für Kontakt. Aus ihm kommen die Fragen. Aus ihm kommen die Antworten. Man küsst mit dem Mund. Aber man braucht ihn auch, um Kaffee zu trinken.
Am Samstag gehe ich mit Cenk in den Park. Wir spielen ein wenig Ball und vergraben ein Fünfcentstück, aus dem soll mal ein Geldbaum wachsen. Dann liegen wir nebeneinander und er spielt mit meinen Haaren. Das macht er gerne, er kann stundenlang mit meinen Haaren spielen. Esra hat kurze Haare.
Ich will ihn nicht fragen, warum er kein Deutsch spricht. Der Mund ist eine gute Stelle für Kontakt. Während Cenk meine Haare streichelt, schließe ich die Augen und erzähle davon, wie es war, als ich klein war.
Ich habe es nicht eilig, und wenn ich die richtigen Worte nicht finde, benutze ich die usbekischen. Ich kann nicht sagen, ob Cenk mir Wort für Wort folgt, aber ich weiß, dass er mich versteht.
Ich erzähle, wie wir in einem usbekischen Viertel gewohnt haben, weil mein Vater Usbeke ist, und wie ich mit den Kindern im Viertel Usbekisch geredet habe, aber mit meiner Mutter Kasachisch. Dass ich gar nicht mehr weiß, wie ich Russisch gelernt habe. Dass bei uns alle Kinder mindestens zwei Sprachen konnten, dass das normal war. Dass die Menschen

hier das als etwas Besonderes ansehen, als hätte man eine dritte Hand.

Dann sage ich nichts mehr. Er auch nicht. Vielleicht hat er doch nicht verstanden, was ich erzählen wollte. Aber dann fragt er:

– Und wer hat dir Deutsch beigebracht?

– Deutsch habe ich auf der Universität gelernt. Nach der Schule. Deutsch war billig. Man brauchte viel Geld, um Arzt zu werden oder Anwalt, aber Deutsch konnte man lernen, das hat nicht so viel gekostet. Meine Eltern waren arm. Und ich sollte sowieso heiraten, also …

Heiraten. Auf Türkisch *evlenmek*. Wenn man es wörtlich übersetzt, bedeutet das: jemand mit einem Haus werden. Heiraten. Auf Usbekisch *turmush qurmoq*: ein Leben aufbauen. Der Mund ist, wo die Kontakte entstehen. Damals bei der Baumwollernte haben wir uns nachts heimlich aus der Turnhalle geschlichen, in der wir schliefen. Alle Studenten mussten zur Baumwollernte. Wir haben uns geküsst, nachts unter den Sternen. Heiraten.

– Aber du hast keinen Mann, sagt Cenk.

– Hm. Stimmt.

Ich habe keinen Mann. Odil. Seine Küsse schmeckten, als würden wir tanzen zu den Wellen im Meer. Odil. Vielleicht streichelt jetzt Guzal sein lockiges Haar. Odil. Das war kein Haus. Kein Leben. Das war nur ein Sommer. Ich habe mich alt gefühlt, als er zu Ende ging.

– Mein Vater hat seine Arbeit verloren, sage ich. Und ich habe Arbeit gefunden. Hier in Deutschland. Weil ich mich mit Walnüssen auskenne und mit Zentralasien. Und weil ich Deutsch kann. Und Russisch.

Ich könnte an dieser Stelle … Doch ich tue es nicht.

– Weißt du, sage ich, ich bin nach Deutschland gekommen wie der Vater deines Vaters. Um zu arbeiten.

Sein Großvater hat in einer Fabrik gearbeitet, die Autos baut, das kann ein Kind sich vorstellen, aber ich arbeite in der Zertifikation von Agrarprodukten.

Cenk hört auf, mit meinen Haaren zu spielen, seine Lider sind schwer.

– Ich werde wieder gehen, sage ich. Vielleicht schon bald.

Cenk reißt die Augen auf und sieht mich an. Ich habe es auf Deutsch gesagt. Und jetzt schweige ich. Als hätte ich ihn verraten. Ich gebe ihm einen Kuss auf die Stirn.

Ich könnte ihn fragen. Oder ich könnte versuchen, ihn dazu zu verführen, wenigstens mit mir einige Worte Deutsch zu sprechen. Vielleicht sollte ich mir Gedanken darüber machen, dass er nächsten Sommer schon in die Schule kommt. Vielleicht sucht sich der Lauf der Dinge auch ein eigenes Bett. Ohne dass ich frage.

Fragen. Wie die, die ich Odil gestellt habe. Er hat geschwiegen und das war Antwort genug.

Man kann ein ganzes Leben lang Kaffee trinken und Fragen stellen. Man kann ein ganzes Leben lang sein Bett dort suchen, wo die Arbeit ist. Oder wo das Meer ist. Man kann nicht einfach nur jeden Mittwoch *Das prächtige Jahrhundert* schauen.

Ich habe mich alt gefühlt nach jenem Sommer mit Odil, aber in Deutschland fühle ich mich noch älter, viel älter. Vielleicht ist es nicht verwunderlich, dass die Kollegen mich fragen, ob es früher besser war oder jetzt.

Cenk spricht kein Deutsch. Vielleicht, weil er nicht in diese Welt möchte. Er ist ein Kind, wer weiß, wie er die Dinge in seinem Kopf verknüpft und wo er seinen Platz sieht. Er ist ein Kind und er ist weder dumm noch unglücklich. Die Kindheit währt nur fünf Tage und es gibt Fragen in ihr, aber keine Fremde. Und keine Sehnsucht, die einen zum Kaffee greifen lässt, keinen Gram und keine schwermütige Nostalgie.

Die Kindheit, unser Viertel, meine Gefährten, meine Verbündeten, unsere Spiele und Schreie und Odils Locken. Wir kannten es nicht anders. Fortziehen und fremd werden, das war dasselbe Wort, aber wir wussten nicht, was es sagen wollte. Erst unter der Erde werden wir wieder wie Kinder werden, erst wenn wir unter der dunklen Erde liegen, wer-

den unsere Fehler vergessen sein und mit ihnen auch die Sehnsucht.
Ich fühle mich hier zwar manchmal so, als wäre Erde über mir, aber der Mund ist noch an der Luft, ich trinke, ich rede, ich esse. Ich bin tief im Erdreich, doch die Sehnsucht ist wie Wasser, sie findet immer ihren Weg. Und hält mich am Leben.
Vielleicht sollte Patrick zu Hause bleiben. Vielleicht sollte ich stattdessen mit Cenk Deutsch sprechen. Ein-, zweimal die Woche.
Seine Augen sehen jetzt schon wieder müde aus. Er weiß, dass ich nicht gehen werde ohne Abschied. Nicht verschwinden werde wie sein Vater. Er vertraut mir. Warum sollte ich ihm Fragen stellen, deren Antworten andere interessieren?
Seine Wimpern sind lang und dick und biegen sich nach oben. Er schläft jetzt, das leise Lied seines Atems hat keine Sprache. Auch er wird groß werden, auch in ihm wird eine Sehnsucht wachsen, der er vielleicht keinen Namen geben kann, auch er wird heiße Getränke trinken, er wird lügen und belogen werden, er wird verletzen und verletzt werden, er wird lieben und vielleicht jemand mit einem Haus werden oder einem Leben, vielleicht wird sich die Liebe anfühlen, als wäre er für immer allein. Ihm werden noch über vierzigtausend Dinge geschehen. Nur jetzt und hier kann ich seinen Schlaf hüten, aber ich kann ihn nicht mal vor seinen eigenen Träumen beschützen.
Was sieht er im Traum? Und wenn er im Traum im Kindergarten ist, welche Sprache reden die anderen dann? Doch sicherlich Deutsch. Die Kollegen auf der Arbeit fragen mich, auf welcher Sprache ich träume. Als könnte es nur eine Sprache geben, als könnten sie irgendetwas besser verstehen, wenn sie wissen, welche die Sprache in meinen Träumen ist. Ich rede Kasachisch mit meiner Mutter, Usbekisch mit meinem Vater, Deutsch mit meinen Kollegen und Türkisch mit Esra und Cenk. Auch in meinen Träumen. Wie sollte es anders sein? Ich träume selten von meinen Kollegen und der Arbeit. Träumt Cenk selten vom Kindergarten? Träumt er von Mons-

tern und davon, dass er fällt, ohne aufzukommen, oder dass er allein ist?
Ich hatte ein Herz, ihr könnt euch vorstellen, was damit passiert ist. Das stand an der Wand eines alten, halb verfallenen Hauses in unserem Viertel.
Cenks Augen bewegen sich unter den Lidern. Ich sehe ihn nur, wenn er mit mir und Esra zusammen ist. Ich weiß nicht, wie er im Kindergarten ist. Ich weiß nicht, wie er mit anderen Kindern ist. Esra sieht mich, wenn ich mit ihr Tee trinke oder im Treppenhaus. Ich erzähle ihr nie von den Fragen der Kollegen. Ich erzähle von unserem Viertel und wie ich Geld nach Hause schicke. Ich erzähle von den Menschen, mit denen mich etwas verbindet. Mit denen ich einen Kontakt über den Mund habe, mit allen habe ich Küsse getauscht.
Was macht Cenk im Kindergarten? Wie ist er dort? Glauben die Erzieher auch so wie ich, dass er ein glückliches Kind ist? Mit wem kann er spielen, wenn er nicht redet?
Vielleicht spricht Cenk kein Deutsch, weil er noch nie einen Kuss bekommen hat von jemandem, der Deutsch spricht. Doch deswegen muss niemand zu einem Arzt für den Kopf, es ist nicht der Kopf, der falsch ist, es sind nur die Herzen, die keinen Weg zum Mund finden.
Cenk stöhnt im Schlaf und ich streiche ihm über das Haar:
– Sch, du träumst nur, sage ich auf Deutsch und dann küsse ich ihn auf die Wange.

IN GUMMISTIEFELN

– Du glaubst nicht wirklich, dass Außerirdische die gemacht haben, oder?
– Nein, sagte ich, das glaube ich nicht. Ich sage nur: Es ist möglich.
Ein Stück trockenes Holz knackte unter dem Rad meiner Schubkarre.
– Es ist längst bewiesen, dass die alle von Menschen gemacht wurden. Zwei Engländer haben zugegeben, dass sie das waren mit den Kornkreisen. Das kann jeder nachlesen. Den einen hat seine Frau verdächtigt, er hätte eine Affäre, weil er sich über Nacht rausschlich, und deshalb hat er ihr gestanden, was er da macht. Aber die Menschen ziehen ja vor, ihr Weltbild nicht von Fakten umschmeißen zu lassen, insbesondere die mit den spirituellen Meisen.
Meine Arme waren schon zerstochen, aber auf Dani war offensichtlich noch keine Mücke gelandet.
– Aber Rationalisten wollen ihr Weltbild doch auch nicht umschmeißen lassen. Sie wollen weiterhin glauben, dass alles irgendwann vom Verstand erfasst werden wird, auch wenn es keinerlei Hinweise darauf gibt, dass das möglich sein könnte. Sie sind wie Leute, die glauben, man würde eine Melodie verstehen, wenn man sie Ton für Ton durchanalysiert. Dabei lebt die Melodie ja vom Zusammenspiel.
Das Rad meiner Karre blockierte plötzlich, ich schrammte mir das Schienbein am Blech auf. Es ging leicht bergauf, ich ließ die Karre etwas zurückrollen und versuchte dann, mit Schwung über die Erhebung zu kommen. Auch beim zweiten Versuch blockierte das Rad und ich schrammte mir das an-

dere Schienbein auf. Ich nahm zwei Schritte Anlauf und versuchte es etwas weiter rechts.

Dani war mittlerweile aus dem Lichtkreis meiner Stirnleuchte verschwunden. Mein T-Shirt klebte mir am Rücken, es war eine ausgesprochen warme Nacht und ich fragte mich, wovon sich die Mücken ernährten, wenn keine Menschen im Wald waren.

Dani stellte ihre Stiefel auf die hydraulische Ladefläche des Transporters, als ich ankam, gut acht Kilo wog ein einzelner Stiefel und wir hatten noch nicht mal die Hälfte im Transporter. Die Sonnenblumen waren so hoch, dass man achtgeben musste, die Stiele nicht zu knicken.

– Fast fertig, sagte Dani und setzte sich auf die Ladefläche. Zigarettenpause?

Sie war mager, trug zerschlissene, enge schwarze Jeans, ein schwarzes Top, lilafarbene Chucks, ihre Arme waren muskulös und makellos, kein einziger Stich oder Kratzer von Büschen. Ich sah auf die Uhr. Kurz nach zwei. Dann schüttelte ich den Kopf.

– Bis wir alle Stiefel im Transporter haben, ist es drei. Bis wir in der Stadt sind, fast vier. Wir müssen uns ranhalten.

Sie lächelte und glitt von der Ladefläche. Wir schoben unsere Schubkarren zurück.

– Was ja die wenigsten wissen, sagte ich, die beiden Männer wurden vom Geheimdienst bezahlt. Sie haben die Kornkreise tatsächlich selbst gemacht, aber eben auf Befehl. Damit man sagen kann, dass alle Kornkreise auf wissenschaftlich nachvollziehbare Weise erklärt werden können. Auch die, die schon vor fünfhundert Jahren gesehen wurden.

– Ah, sagte Dani, Freimaurerlogen, Rosenkreuzer, Inside Jobs, Weltherrschaft, Geheimlehren, die der Allgemeinheit vorenthalten werden, eine Welt hinter der Welt, wie wir sie kennen, Menschen, die im Verborgenen daran arbeiten, ihr Wissen und ihre Macht zu monopolisieren, schon seit Jahrhunderten. Sie klang ein wenig gelangweilt.

– Snowden, der allererste Renegat? Hätte es nicht vor ihm

etliche andere geben müssen, über diese Jahrhunderte verstreut? Können diese Geheimbünde tatsächlich Geheimnisse für sich behalten? Alles kommt früher oder später raus.
– Kennedy, warf ich ein.
– CIA, geschenkt, sagte sie.
– Dafür gibt es genauso wenig Beweise wie für die außerirdische Herkunft der Kornkreise.
Sie lachte und es klang leicht amüsiert. Die Arbeit machte ihr kaum Mühe, Kunststück, sie war Jugendeuropameisterin im Taekwondo gewesen, vor gerade mal sieben Jahren.
– Was ist mit diesen Medien, die Botschaften aus dem All oder von Verstorbenen empfangen?, sagte ich. Sind das auch alles nur Scharlatane?
Sie schaute mich an, als wäre ich ein Kind. Wir waren bereits kurz vor unserer Baumschule, wie wir es immer nannten. Matze hatte hier letztes Jahr noch Cannabis gezüchtet und uns nun den Platz für die Aktion zur Verfügung gestellt. Nächstes Jahr wollte er wieder Geld verdienen. Deshalb waren wir auch nur zu zweit hier. Je weniger davon wussten, desto besser.
Es war nicht leicht gewesen, Matzes und Danis Vertrauen zu gewinnen. Jetzt war ich dabei, in Danis Achtung zu sinken, das war mir klar. Als wir die Gummistiefel auf die Schubkarren geladen hatten und zurückgingen, versuchte ich es dennoch ein weiteres Mal.
– Es ist den meisten Menschen einfach nicht zugänglich, sagte ich, das ist wie höhere Mathematik. Da sagt doch auch niemand, das ist unwissenschaftlich, nur weil das Hirn eine bestimmte Veranlagung mitbringen muss, um da durchzusteigen. Aber wenn jemand Botschaften empfängt, weil er sensibel …
– Ich glaube niemandem, der mit meiner toten Oma sprechen kann, unterbrach sie mich harsch.
Wenn ich mich nicht täuschte, schwitzte sie langsam auch. Ihr Geruch vermischte sich mit dem Geruch des Waldes und mein Herz pumpte schwer, also hielt ich den Mund und atmete durch die Nase ein.

In der nächsten halben Stunde schwiegen wir. Schließlich waren alle Sonnenblumen, die wir im Frühling in Gummistiefeln in Übergröße gepflanzt hatten, im Transporter. Da ich keinen Führerschein hatte, setzte sich Dani ans Steuer und wir fuhren los.
Ihr glaubt jetzt vielleicht, dass ich einfach nicht weiß, wann genug ist, aber so ist es nicht.
– Es wird so viel Geld in die Raumfahrt gesteckt, sagte ich, da muss doch was dran sein. Glaubst du wirklich, dass die Erde von rund zehn Trillionen Planeten der einzige ist, auf dem es Leben gibt?
– Nein, sagte sie. Ich glaube nur nicht, dass die anderen sich für uns interessieren. Oder dass wir uns für sie interessieren sollten. Wir haben hier eindeutig wichtigere Probleme.
– Auf der Venus zum Beispiel gibt es ja, fing ich an, doch Dani unterbrach mich wieder.
– Auf der Venus, Alter, auf der Venus ist es viel zu heiß für irgendetwas. Hältste mich für blöd, oder was? Auf der Venus hat es mehr als vierhundert Grad, da lebt gar nix.
– Unsere Fantasie reicht vielleicht nicht aus, gab ich zu bedenken. Wir stellen uns Leben immer so ähnlich vor wie unseres. Nicht wie schwingende, entkörperte Wesenheiten, die sich von Hitze ernähren, weil Hitze ja Energie ist. Könnte doch sein, oder? Die DNS ist nicht die einzige Form von belebter Information. Vielleicht sind da Energiewellen mit Bewusstsein, die mit Leichtigkeit Millionen von Kilometern zurücklegen und sich bei Bedarf materialisieren können. Und die genau wie viele frühe Kulturen die Sonne anbeten. Die auch ein Interesse haben, das Hakenkreuz zu entnazifizieren. Eher so spielerisch-kreatives Interesse als ein ideologisch-ästhetisches.
In der Stadt waren wie erwartet kaum Menschen auf den Straßen. Sonntagnacht, Montagmorgen. Dani nahm ihr Telefon und benachrichtigte die anderen über einen vereinbarten Code. Dann schaute sie mich an.
– Du meinst, diese Aktion ist eigentlich gar nicht unsere, sondern die von Venusbewohnern?

– So stark würde ich es nicht simplifizieren, sagte ich.
– Wir wollen den Rechten dieses Symbol nicht mehr überlassen. Wir wollen uns nicht mehr mit ihnen auf Demos prügeln. Wir wollen dem Gegner Boden entreißen, wir haben lange genug über das alles diskutiert, und jetzt faselst du auf einmal die halbe Nacht von Außerirdischen. Ist bei dir eigentlich noch alles klar?
– Ja. Glaube schon, fügte ich nach einer Pause hinzu.
Ich hatte sie für intelligenter gehalten. Sie bremste ab und fuhr nun rückwärts in die enge Gasse, die auf den Rathausplatz führte. Noch bevor der Motor aus war, standen unsere Leute bereit.
Die Bleiplatten lagen schon auf dem Platz, wir fuhren die Ladefläche auf halbe Höhe herunter, jeder Handgriff saß, war häufig genug besprochen worden. Es war, als hätten wir einen Tanz choreografiert. Innerhalb von vier Minuten standen 750 Sonnenblumen, die meisten von der Sorte Ring of Fire, in Gummistiefeln in Größe 52 auf Bleiplatten festgeklebt auf dem Rathausplatz. Eine weitere Minute später hatten wir auch den Stacheldrahtzaun um die Hakenkreuzform gezogen, die wir mit den Gummistiefeln gelegt hatten. Die Helfer verschwanden. Fast zeitgleich ging eine anonyme Mitteilung an die Presse raus, am Horizont zeigte sich das erste zarte Grau, das sich noch nicht entscheiden konnte, rot zu werden.
Dani grinste, die Selbstgedrehte zwischen den Lippen, als sie den Motor anließ.
– Findest du es nicht komisch, dass man Zweifel säen möchte, aber selbst nicht zweifelt?, fragte ich.
Jetzt war sie genervt, als hätte die gelungene Aktion eine Art Schutzpanzer entfernt. Sie schnaubte, hob an, etwas zu sagen, schwieg dann aber grimmig.
Ich widerstand der Versuchung. Als sie an einer Ampel hielt, stieg ich aus. Ich wartete, bis der Transporter außer Sichtweite war. Dann sah ich mich um. Keine Zeugen. Ich löste den Körper auf, ich brauchte ihn nicht mehr.

DIE BIBELWERKSTATT

Hillalum wusste nicht, ob er gekommen war, um zu klagen, um anzuklagen oder um Trost zu finden.

Drei Jahre waren vergangen, seit sein Sohn gestorben war, ein Jahr, seit seine Frau ihn verlassen hatte, ein Monat, seit sein Vater erst seine Mutter und dann sich selbst getötet hatte.

Warum?, fragte er. Warum ich? Was habe ich getan? Wie oft habe ich Zuflucht gesucht bei Dir, aber Du hast sie mir nicht gewährt. Einen Menschen nach dem anderen hast Du mir genommen. Sieh, ich bin allein und völlig hilflos. Was willst Du von mir? Was?

Er fragte sich, ob es Hoffnung war, die ihn zur Gottmaschine gebracht hatte, oder Verzweiflung. Vierzehn Tage Fußmarsch hatte er hinter sich, vierzehn Tage, in denen er immer wieder fortgejagt worden war, wenn er um Essen gebeten hatte. Man hatte ihn für einen Vagabunden gehalten, für einen Dieb, für einen Bettler. Vierzehn Tage hatte er sich von dem ernährt, was er in den Abfällen gefunden hatte, und von den Beeren und Wurzeln im Wald. Zwei Tage war er danach angestanden, um Einlass in die Maschine zu erhalten. Zwei Tage, in denen er mit keinem der übrigen Wartenden gesprochen hatte. Wir sind gleich, hatte Hillalum gedacht, doch es hilft nicht, ich bin getrennt von ihnen. Das Leid verbindet uns nicht.

Als er schließlich die Gottmaschine betrat, sank er auf die Knie.

Zunächst sollen die Menschen es Bibelwerkstatt genannt haben, doch heute hieß das Ladenlokal nur noch Gottmaschine.

Vor der Bibelwerkstatt soll ein Schuster darin gewesen sein, doch das ist so lange her, dass niemand mehr lebt, dessen Eltern sich daran hätten erinnern können. Nach dem Tod des Schusters hatte ein Schreiber, dessen Name nicht erhalten ist, den Laden übernommen. So wie Luther die Bibel in die Sprache des Volkes übersetzt hatte, übersetzte dieser Bibelschreiber sie in die Sprache seiner Kunden.

Der Bibelschreiber hatte einen Blick für das feine Spitzenwerk der Seele, hieß es. Er setzte sich mit seinem Kunden hin und plauderte. Niemand kam sich ausgefragt vor, niemand hatte das Gefühl, der Bibelschreiber fühle ihm auf den Zahn oder trachte nach seinen Geheimnissen.

Der Bibelschreiber hörte die Sehnsucht der Menschen, die Sehnsucht nach Gott, nach Sinn, nach Frieden, nach Gerechtigkeit. Er hörte in ihren Worten das Leid, den Tod, den Verlust, die Verzweiflung, die Angst. Er hörte ihre Verlorenheit in diesem Tunnel aus Zeit, in dem sie kein Licht erkennen konnten. Er hörte, wie sie glaubten, alles würde sich fügen, wenn sie nur Gott fänden, wenn der Mann nicht mehr trinken würde und anfinge zu arbeiten, wenn die Kinder aufhörten, ins Verderben zu rennen, und der Hunger keinen Platz mehr hätte im Heim.

Er hörte, wie sie von einer Stimme gerufen wurden. Sie wurden gerufen, deswegen kamen sie zu ihm, aber sie kamen auch, weil sie sich mehr erhofften als nur diese Stimme.

Sie wollten dieses Leben meistern, als wäre es ein Handwerk, das man erlernen könnte. Er hörte sie alle, wenn sie auf der Holzbank saßen: breitbeinig, zurückgelehnt, gestikulierend, schüchtern, verängstigt, wütend. Anklagend, erschöpft, bewegungslos, herausfordernd, weinend, lachend, fluchend, Trost suchend. Er hörte sie alle, als sei er das Ohr Gottes.

Und wenn sie gegangen waren, setzte er sich an den Tisch und schrieb. Er schrieb das heilige Buch in einer Sprache, die jene Saite im Menschen zum Klingen brachte, die ihn mit Gott verband. Er fand die geheime Melodie in den Wörtern und Sätzen, die auch den größten Zweifler unter ihnen berührte

und ihn die Gegenwart einer Kraft spüren ließ, die schon immer da gewesen war.
Die Bibel konnte das Chaos nicht entwirren, denn dann hätte sich die Welt geändert. Sie lieferte keine Antworten, und sie erlaubte nicht, sich in ihr vor der Welt zu verstecken. Wer es versuchte, wurde Wort für Wort gefunden.
Der Bibelschreiber bot keine Lösung, sondern Licht. Ein Licht aus Worten, die so fein gewählt waren, deren Klang so genau auf den Hörer abgestimmt war, dass sie ihren Weg ins Herz fanden.
Über siebzig Jahre lang soll der Bibelschreiber dort gearbeitet haben, seine Augen und Ohren sollen schlechter geworden sein, er soll immer länger für die Bücher gebraucht haben. Alle, die sich an ihn erinnern können aus einer Zeit, in der sie kleine Kinder waren, sagen, dass er damals über hundert gewesen sein muss.
Nachdem man den Bibelschreiber eines Morgens tot auf seiner Holzbank sitzend gefunden hatte, wurde die Schreibstube zu einem Ort, der die Menschen berührte, wie die Bücher sie berührt hatten. Wer eine halbe Stunde dort blieb, spürte die Melodie Gottes in seinem Blut, spürte, wie seine Widerstände sich auflösten und er Vertrauen fand, sich den Gezeiten des Lebens auszuliefern.
Wie bei den Büchern auch, schien es Menschen zu geben, die diese Melodie besser hören konnten als andere. So wie manche schneller liefen, höher sprangen oder rascher rechneten, so gab es wohl Menschen, die begabter waren, das Lied Gottes zu hören.
Manche behaupteten, wenn es diese Melodie wirklich gäbe, müssten alle sie gleich gut hören können. Die Gottmaschine, wie die Bibelwerkstatt jetzt genannt wurde, sei nichts als Blendwerk. Und selbst wenn sie kein Blendwerk sei, dann hieße das immer noch nicht, dass die Melodie wirklich von Gott kam. Die Gottmaschine, sie nannten es so, weil es die eigene Kraft verstärkte, so kümmerlich sie auch sein mochte.

Hillalum wartete. Er hoffte, dass irgendetwas in ihm sich aufrichten würde. Er dachte an seinen Sohn. An dieses winzige Wesen, das er in seinen Armen gehalten hatte. Er dachte an das Gefühl, als hätten seine Grenzen sich aufgelöst. Als hätte er nicht nur einen Sohn bekommen, sondern als wäre die ganze Welt zu seiner Familie geworden. Drei Wochen hielt dieses Gefühl an. Drei Wochen, dann hörte Enki einfach auf zu atmen.

Zunächst schien es, als würde sein Tod Rahel und Hillalum fester zusammenschweißen. Ein Jahr lang lehnte sich jeder am anderen an, und gemeinsam fielen sie nicht um.

Hillalum konnte nicht sagen, wann sie angefangen hatten, sich voneinander zu entfernen, wann die Gespräche über ein zweites Kind begonnen hatten, wann die Ängste, Hoffnungen und Wünsche sich zwischen sie gedrängt hatten. Bis Rahel schließlich ging.

Auf den Tag genau elf Monate nachdem Rahel gegangen war, war Hillalums Vater aufgetaucht, der Mann, der seine Mutter noch vor seiner Geburt verlassen hatte, weil er sie für untreu hielt. Nach 26 Jahren war sein Vater aufgetaucht, mit einer Axt in der Hand, und hatte Hillalums Mutter erschlagen, war dann in den Wald gelaufen und hatte sich erhängt.

Hillalum betrat also die Gottmaschine und sank auf die Knie.

– Warum?, schrie Hillalum. Warum ich?

Wem?

– Was?

Wem ist das passiert?

– Mir. Mir. Warum mir? Warum hast du mir alles genommen?

Wem?

– Mir.

Wer bist du?

– Hillalum. Dein Diener. Vielleicht. Ich weiß es nicht mehr. Was habe ich getan? Wo habe ich mich schuldig gemacht? Wo habe ich gesündigt?

Ich kenne keinen Hillalum. Es gibt niemanden, der gesündigt haben könnte.
Hillalum schrie, er schrie so laut, dass er dachte, seine Lungen würden bersten. Er wollte gesehen werden, gehört, verstanden. Er schrie und weinte. Er schlug auf den Holzboden. Er füllte den ganzen Raum mit seinem Leid, doch niemand sah ihn.
Wann soll dieser Hillalum denn entschieden haben, geboren zu werden? Wann soll er sich entschieden haben zu wachsen? Wann soll er sich entschieden haben, zu einem Mann zu werden und seine Lenden mit Kraft zu gürten? Wann soll er sich entschieden haben zu träumen, und wann soll er entschieden haben, was ihm im Traum erscheint?
– Herr, habe ich nicht immer zu Dir gebetet?
Wer soll das gewesen sein, der zu mir gebetet hat?
– Hillalum, krächzte Hillalum.
Sein Hals brannte, er fühlte sich, als hielte ihn nichts mehr zusammen, als könnte er jeden Moment auseinanderfallen. Und vielleicht fiel er auseinander. In einen Teil, der ein Kind war, das mit brombeerverschmiertem Mund in die Arme seiner Mutter lief. Einen Teil, der Rahel sah und sofort wusste, dass er sein Leben mit ihr teilen wollte, teilen und weitergeben. Einen Teil, der in der Schule saß und das Gefühl hatte, die Lehrer würden ihm seine Zeit stehlen und sein Leben nehmen. Einen Teil, der stolz und hochmütig war. Einen Teil, der mahnend und vorsichtig war. Einen Teil, der mutig und vertrauensvoll war. Einen Teil, der an Gott glaubte, und einen, der zweifelte. Einen Teil, der Zuflucht suchte, und einen Teil, der fluchte.
Hillalum zerbrach. Er schrie noch einmal seinen Namen, doch er wusste nicht mehr, wer das sein sollte. Hillalum. Nur dieses Fleisch und diese Knochen, die sich auf dem Boden hin- und herwarfen?
Was hatte ihn zusammengehalten?
Wem ist das widerfahren?
Im Traum ist man meist man selbst, aber man ist gleichzeitig auch all die anderen. Man ist die anderen, erlebt sie aber als

getrennt von sich selbst. Man ist das Theater, die Bühne, die Ausstattung, der Regisseur und alle Schauspieler gleichzeitig.
Hillalum. Ich bin hier.
Wenn man am Ende der Zeit angekommen ist, am Ende der Zeit Hillalums, wird es ein Erwachen geben für jemanden, der nie Hillalum gewesen ist.
Ein König mag glauben, dass er ein Reich hat. Doch vielleicht ist es das Reich, das einen König hat.
Hillalum mag daran zweifeln, dass er eine Seele hat.
Die Seele zweifelt nicht daran, dass sie einen Körper hat.
Du bist nicht dieser Körper. Was wäre anders, wenn man dir eine Hand abhacken würde? Du würdest dich immer noch Hillalum nennen. Du bist auch nicht deine Gedanken. Deine Gedanken haben sich geändert, immer wieder. Du bist nicht, was du siehst, denn auch das hat sich stets geändert. Du bist nicht, was du hörst. Und du bist auch nicht, was du fühlst. Nicht die Freude und nicht der Schmerz. Du bist. Ein Teil. Ich bin. Ein Teil.
Auch dort, wo du Schatten siehst, ist Licht. Licht, das woanders hinfällt.
Du bist. Der Atem. Die Zeit. Das Licht.
Es hat nie einen Hillalum gegeben. Es gibt keine Tropfen im Ozean.
Ich bin. Die Schöpfung. Das Licht. Das Leben.
Der Tod des Todes.
Du bist.
Ich bin.
Das Licht und der Atem und der Schatten.
Du weißt.
Jeder weiß.
Alles weiß.
Alles hört.
Alles.
Nichts.
Alles.
Eins.

DREI SEITEN

Vergiss es, hatte ich gedacht, als er mir die drei Seiten zeigte, vergiss es, das wird nie was. Das Bild, wie er eine der Ecken des Teppichs hochhob und diese drei Seiten Papier hervorholte, habe ich lange Zeit nicht vergessen, bis sich dann dieses andere davorschob.

Wenn du schreibst und veröffentlicht wirst, finden sich Menschen, die auch schreiben. Du ziehst sie an. Die Leute kommen zu dir, zeigen dir ihre Texte. Sie erwarten etwas von dir, Kritik, Lob, Aufmunterung, Mut, Hoffnung, Licht, Liebe, Kontakte zu Agenten und Verlagen oder auch nur das Gefühl, dass da jemand ist, der versteht. In jedem Fall wollen sie deine Aufmerksamkeit.

Ich habe in den Jahren seit meinem ersten Buch viele Menschen kennengelernt, die schrieben oder schreiben wollten. Ich habe Kurzgeschichten, Gedichte, Romananfänge gelesen. Bei den meisten Texten wusste ich nach zehn Zeilen: Das wird nichts. Kein Feuer, kein Mut, keine eigene Sprache, keine Tiefe, kein Vertrauen.

Nicht alle Autoren lesen, was sie da aufgedrängt bekommen, und ich habe ein paar Jahre gebraucht, um einen Umgang mit diesen Texten und Menschen zu finden, der weder anstrengend noch verletzend ist.

In den 90ern habe ich gesehen, wie ein Fan Henry Rollins bei einer Spoken-Word-Show unterbrochen hat und ihm eine Kassette geben wollte. Rollins lehnte kurz und bestimmt ab. Der Fan versuchte es noch einmal. Rollins riss ihm die Kassette aus der Hand, warf sie wütend weg und sagte irgendetwas Beleidigendes. Danach machte er weiter, als wäre nichts geschehen. Das Publikum brauchte ein, zwei Minuten, bis es sich wieder auf die Show konzentrieren konnte. Der Fan fühlte sich sicher länger schlecht.

Ich bewundere Rollins bis zum heutigen Tag und ich habe ihm viel zu verdanken. Er hat mein Verständnis davon, was da auf der Bühne mit den Worten passiert, deutlich stärker geprägt als jeder Schriftsteller, den ich gehört habe.

Aber ich wollte nie so sein mit den Menschen, die zu mir kamen. Er vielleicht auch nicht. In einem seiner frühen Bücher schreibt er, wie er Fanpost beantwortet, beantworten muss, weil er sieht, wie das Blut aus den Umschlägen tropft.

Die Menschen kommen zu dir, weil sie dich bewundern, weil sie glauben, du wüsstest etwas, das sie nicht wissen. Ich wollte nicht abweisend sein, nicht kränkend, aber ich wollte mir auch keine Arbeit aufhalsen und mich länger mit diesen Texten befassen als notwendig.

Schick es mir, sagte ich immer, wenn mich einer nach einer Lesung ansprach, schick es mir, doch das beinhaltet die Gefahr, dass ich es lese und es meinen Geschmack nicht trifft. Mein Geschmack ist natürlich kein Qualitätsurteil, und ich begründe ihn auch nicht weiter. Doch wenn es mir gefällt, tue ich, was immer ich für dich tun kann.

Das war nicht gelogen. Es passierte nur so selten, dass mir ein Text gefiel. Doch wenn mir der Text gefiel, tat ich alles, was in meiner Macht stand, damit er mehr Leser fand. Was in der Regel nicht viel war. Aber immerhin hat es einem Kollegen seinen ersten Buchvertrag eingebracht. Einem anderen den Abdruck einer Kurzgeschichte in einer Anthologie. Was ein Start hätte sein können in eine Schriftstellerlaufbahn, doch er hat es vorgezogen, Lehrer zu werden, weil es ihm zum Schreiben zu gut ging, wie er sagte.

Ich habe etwas gelernt. Ich kann diese Leute von Weitem erkennen, an ihrer Körperhaltung, an ihrem Gesichtsausdruck, an ihrer Nervosität oder spätestens daran, dass sie warten, bis die anderen verschwunden sind, bis alle Bücher signiert sind,

alle Gespräche beendet, und sie mich einen Augenblick lang ganz für sich allein haben. Und meistens konnte ich auch sehen, dass der Text mir nicht gefallen würde.
Ich glaubte, ich wüsste was. Ich hätte etwas verstanden.
Arbër kannte ich nicht, weil er schrieb, sondern weil er sich viel herumtrieb. Jeder im Viertel kannte Arbër. Er stand im Kiosk und redete, er stand im Imbiss und redete, er stand vor dem Handyladen, vor der Eisdiele, meist erst ab Mittag. Abends trieb er sich noch viel mehr herum, aber das bekam ich nicht mit, weil ich nur noch selten abends wegging.
Arbër war Ende zwanzig, er hatte gekellnert, Pakete ausgefahren, Regale aufgefüllt, hatte an einer Supermarktkasse gesessen, hatte beim angesagten Biobäcker im Viertel bedient, weil die ihn charmant fanden. Aber sie konnten nicht damit umgehen, dass er häufig fünf Minuten zu spät kam.
Irgendeine Arbeit fand sich immer, aber er blieb nie lange. Er mochte es, draußen zu sein und mit Menschen zu reden. Wenn ihm zwei, drei, vier Leute zuhörten, während er in einen Monolog verfiel, war das Glück für ihn. Wie schön, dass wir hier stehen und reden können.
Er war auch ein guter Zuhörer, ein verdammt guter. Vielleicht noch viel besser als ich, der sich immer Stoff für eine Geschichte erhofft. Er konnte sich stets an Details erinnern, die man ihm vor Monaten erzählt hatte.
Meistens war Arbër gut gelaunt und er hatte ein Talent, seine Laune auch auf andere zu übertragen. Wenn man zehn Minuten mit ihm an einer Straßenecke gestanden hatte, erschien das Leben hinterher meist leichter.
– Wie machst du das eigentlich?, fragte er einmal. Du sitzt jeden Tag allein da und schreibst?
– Ja.
Er schüttelte den Kopf.
– Respekt, sagte er. Ich habe noch nie was von dir gelesen, aber Respekt, abi. Wenn meine Mutter nicht da ist, mache ich immer den Fernseher an, damit ich mich nicht allein fühle.
Er wohnte mit seiner Mutter in einer Dreizimmerwohnung in

einer Straße, in der die Mieten noch nicht gestiegen waren. In seinem Zimmer standen immer leere Bier- und Weinflaschen und auf dem Couchtisch lag immer alles, was man brauchte, um einen Joint zu drehen. Manchmal gab es auch Schnelles daneben.
Seine Mutter freute sich, wenn jemand kam, nie schien es ihr zu viel zu werden und immer gab es Gebäck oder Süßkram, oft presste sie Orangensaft für uns. Sie konnte wenig Deutsch, aber sie kannte alle Namen von denen, die öfter als einmal bei ihr gewesen waren. Auch Jahre später noch.
Es war dann nicht mal Arbër selbst, der mir erzählte, dass er einen Roman schrieb. Es war der Betreiber vom Kiosk gegenüber der Zoo-Bar.
– Hast du schon gehört, Arbër schreibt ein Buch.
– Echt? Worüber denn?
– Über Gott und die Welt, kennst ihn doch.
Ich kannte ihn, ich kannte ihn gut genug, um zu wissen, dass er keinen Roman schreiben würde.
Doch ab diesem Tag erzählten mir die unterschiedlichsten Leute, dass Arbër an einem Roman arbeitete. Der wird schon wissen, warum er ausgerechnet mir nichts davon erzählt, dachte ich.
Ich kannte das von Romananfängen, die mir Menschen zum Lesen gaben und die mir sogar gefielen, aber dann war der Mensch nicht in der Lage, den Roman auch zu Ende zu bringen. Es mangelte ihm an Durchhaltevermögen, an Kraft, an Konzentration, an Disziplin, was auch immer.

Als ich an einem Nachmittag eine Szene zum fünften Mal umgeschrieben hatte und sie mir immer noch nicht gefiel, gab ich auf, ging raus, eine Runde drehen. Arbër stand vor Aris Kiosk, und ich konnte eine Portion gute Laune gebrauchen.
Eine halbe Stunde später saßen wir bei ihm, er hatte kein Gras einstecken gehabt und wir hatten beide Lust zu rauchen.
– Arbër, die Leute erzählen, du würdest an einem Roman arbeiten, sagte ich, während er baute. Vielleicht, weil ich immer

noch schlechte Laune hatte und ihn ein wenig in Verlegenheit bringen wollte.
– Das stimmt, abi, sagte er. Es war Stolz in seiner Stimme. Nicht, dass ich dir Konkurrenz machen möchte, abi, schob er hinterher.
Er sagte immer abi zu mir, was auf Türkisch großer Bruder heißt. Immerhin war ich über zwanzig Jahre älter als er.
– Worüber schreibst du denn?
– Über das Viertel, über die Leute hier, über mein Leben.
– Hast du denn schon etwas, was man lesen kann?
– Ja.
– Darf ich mal sehen?
– Klar.
Er drehte inside out. Die Klebekante lag außen, er leckte an der Stelle, an der er das Blättchen über die Klebekante gelegt hatte, und verbrannte dann den überstehenden Teil, legte den Joint auf den Tisch, stand auf und stellte sich neben den Teppich, auf dem der Couchtisch stand. Er bückte sich runter, hob eine Ecke des Teppichs und zog drei Blätter hervor, die er mir grinsend gab.
Drei Blätter, weiß, unliniert und beidseitig eng mit Kuli beschrieben. Also bestenfalls sieben oder acht Buchseiten. Und ich kannte ihn. Vergiss es, dachte ich, vergiss es, das wird nie was. Aber ist ja nicht schlimm, muss ja nicht jeder ein Schriftsteller werden.
Dieses Bild, wie er vom Teppich runtergeht, wie er sich bückt, wie er diese drei Blätter hervorholt. Ich habe es oft vor mir gesehen, wenn ich an Arbër gedacht habe.
Ich überflog die Seiten, sie schienen mir gut geschrieben, aber ich glaubte nicht, dass daraus ein Buch werden würde.
Es war nicht so, dass ich Arbër in nächster Zeit weniger häufig in den Straßen des Viertels gesehen hätte. Monatelang dachte ich nicht mehr an diese drei Seiten. Ich fragte Arbër auch nie, wie es mit dem Schreiben lief, weil ich ihm ersparen wollte, mir zu erzählen, dass es immer noch nicht mehr war als diese drei Seiten.

Es war etwas mehr als ein Jahr später, als er mir erzählte, dass er jetzt einen Vertrag unterschrieben hatte, bei einem angesehenen Verlag, dessen Programmleiterin er eines Abends im Rosenfeld beim Cocktail kennengelernt hatte.
Ich beglückwünschte ihn und bot ihm Hilfe an, falls er welche brauchen sollte. Ein Angebot, auf das er nie zurückkam und das mir peinlich wurde, während die Dinge sich weiterentwickelten.
Bevor mein erstes Buch veröffentlicht wurde, hatte mir der Verleger geraten, ein deutsches Pseudonym zu wählen, weil in meinem Roman keine Ausländer vorkamen und ich keines der üblichen Migrationsthemen bearbeitete. Die Diskrepanz zwischen Autorenname und Thema könnte den Leser verwirren, war sein Argument.
Das war Anfang der 90er gewesen, jetzt lagen die Dinge anders. Der Verlag wollte nicht, dass Arbër unter einem Pseudonym veröffentlichte, er aber schon.
– Ich will nicht, dass Arbër Bozhdaraj auf dem Cover steht, sagte er, der Name hat mir schon genug Probleme gemacht. Und Albaner, da glauben die Leute gleich, sie wissen etwas über dich. Nein, reicht, wenn der Name in meinem Pass steht, ich will ihn nicht auch noch auf dem Cover.
Den Rest kann man auf Wikipedia lesen, wenn man möchte: 250.000 verkaufte Exemplare in Deutschland, Übersetzungen in zwölf Sprachen, Lesungen, Einladungen zu Talkshows, in denen er genauso charmant, locker und mitreißend war wie an der Straßenecke.
Über zwei Jahre lang schien es so, als hätte er das Viertel erweitert. Er lief einfach als jedermanns Liebling durch den Literaturbetrieb. Vielleicht merkte er, dass er eine Art Hofnarr war, eine Unterhaltung, eine Abwechslung, ein Farbklecks. Vielleicht merkte er, dass seine Art zu reden ihm nicht nur Respekt einbrachte, sondern auch Verwunderung und Voyeurismus. Wie konnte jemand, der so einfach und streckenweise grammatikalisch falsch sprach, so ein Buch geschrieben haben? Wie konnte jemand, der einem wie ein fröhlicher Dampf-

plauderer erschien, so viel Tiefe in seine Figuren legen? Wie konnte er den Menschen so nahe sein, wie konnte er sie so genau beobachten, obwohl er so gerne redete? Wie konnte jemand, dem es so offensichtlich an Allgemeinbildung mangelte, ein so vielschichtiges Buch als Debüt hinlegen?
Bisher hatte der Proll im Literaturbetrieb immer auch etwas Dreckiges gehabt, irgendetwas mit Gewalt, Drogen, Prostituierten, Verwahrlosung, doch Arbër war einfach nur einer, der sich überall frei bewegen konnte und dessen Emotionen immer echt wirkten. Der keine der üblichen Geschichten erzählte, weil ihn nicht ein Milieu faszinierte, sondern die Menschen, die darin lebten.
Da ist Neid unter Schriftstellern, vor allem, wenn es um Anerkennung und Verkaufszahlen geht. Doch Arbër gönnte ich jeden Erfolg. Ich dachte an diese drei Seiten und wie völlig falsch ich mit meiner Einschätzung gelegen hatte. Und wie oft ich wohl noch falsch lag.
Wir wollen geliebt werden. Wir wollen das Gefühl haben, dass wir etwas wert sind, dass wir etwas Besonderes sind. Wir wollen keine langweiligen Menschen sein. Wir sind süchtig nach Aufmerksamkeit.
Vielleicht trieb Arbër sich deswegen so gerne im Viertel herum. Alle kannten ihn, fast alle mochten ihn, fast alle hörten ihn gerne reden. Aber irgendwie reichte das nicht.
Wir wussten alle, dass sein Vater gestorben war, als er zehn war. Er sprach oft genug darüber, dass er ihn immer noch vermisste. Vielleicht versuchte er, die Lücke zu füllen, die dieser Tod in ihm hinterlassen hatte. Eddie Izzard erzählt in der Dokumentation über sich: Ich glaube, wenn ich nur genug tue, wird eines Tages meine Mutter zurückkommen.
Es ist nie genug. Die Toten kehren nicht zurück.
Es ist nie genug. Die Aufmerksamkeit der anderen lässt die eigenen Dämonen nicht verschwinden.
Es ist nie genug. Jeder, der in die Öffentlichkeit geht und Applaus dafür erwartet, könnte das wissen. Der Applaus fügt dir nichts hinzu. Ein Talent zu haben wertet dich nicht auf.

Genauso wenig wie eine Tätowierung, ein Piercing, ein neuer Haarschnitt oder ein Paar Schuhe. Genauso wenig wie ein muskulöser Körper oder ein Zweithaus in der Karibik.
Es ist nie genug. Und Neid entsteht vielleicht dann, wenn man glaubt, der andere hätte genug. Aber er hat nicht genug.
Vielleicht ist Arbër das bewusst geworden, als er immer mehr Aufmerksamkeit bekam. Vielleicht hat es aber auch mit dieser Geschichte zu tun, die ich nie aus seinem Mund gehört habe. Er hat nicht darüber gesprochen, was man als Beweis dafür werten könnte, dass die Vorwürfe berechtigt waren. Andererseits hat Arbër aber auch nicht mehr über den Roman gesprochen, bis er schließlich fertig war. Auch nicht mit den anderen.
Auf einem Empfang soll er betrunken der Redakteurin einer großen Zeitung Avancen gemacht haben. Dafür, dass sie ihm eine deutliche Abfuhr erteilte, gibt es Zeugen. Dafür, dass er sie später, nachdem sie vor ihrem Hotel aus dem Taxi gestiegen war, in eine Ecke gezogen und verprügelt haben soll, gibt es keine Zeugen. Ihre Aussage gegen seine. Sie war geschlagen worden, das war deutlich zu sehen auf ihrem Twitterselfie und wurde vom Mediziner bestätigt. Hämatome, Prellungen im Gesicht, Prellungen der Rippen, vermutlich hervorgerufen durch Tritte, ein abgebrochener Schneidezahn. Vom Liebling zum Frauenschläger, zum potentiellen Vergewaltiger, zum gewalttätigen Proleten, der hinter Gitter gehört. In weniger als zwei Tagen.
Es ist nie genug. Und dann ist auf einmal das bisschen, das man hatte, auch noch weg. Ich glaube, es ist egal, ob er es war oder nicht. Zumindest an seinem Buch ändert es nichts.
Und diese ganzen Wichser, die jetzt sagen, was dann passiert ist, sei ein klares Schuldeingeständnis, können mich mal. Sie kannten ihn nicht. Sie wissen nicht, wie das Verfahren ausgegangen wäre. Sie wissen nicht, was diese ganzen Meldungen mit ihm gemacht haben.
Er ging immer noch raus, redete immer noch mit allen, aber wir konnten sehen, dass es ihm nicht gut ging. Alle konnten

sehen, dass irgendetwas in ihm zerbrochen war. Etwas, das mit einem Freispruch auch nicht zu heilen gewesen wäre. Wir standen hinter ihm. Manche verfluchten jeden Tag diese Redakteurin, manche wollten sie viel übler zurichten, als es bereits geschehen war. Manche glaubten, sie hätte ihn verwechselt, es müsse ein anderer Dunkelhaariger gewesen sein. Fast alle hätten für ihn die Hand ins Feuer gelegt. Ein paar glaubten, es hätte ihm vielleicht jemand etwas in den Drink gemixt. Ich weiß nicht, ob er es war. Ich hatte ihn schon mal völlig falsch eingeschätzt, als ich die drei Seiten gesehen habe. Doch es sieht ihm nicht ähnlich, eine Frau zu schlagen.

Aber jetzt glauben alle da draußen, er wäre sonst nicht am Tag vor der Verhandlung von der Brücke gesprungen. Mit einem Seil um den Hals.

Ich weiß nicht, wie man auf so eine Idee kommt. Vielleicht wollte er einfach nicht ins Wasser. Aber Brücke passte irgendwie. Ich weiß es nicht.

Aber ich weiß, wie sehr er uns fehlen wird und wie viel er für uns getan hat. Wie sichtbar er uns mit seinem Buch gemacht hat.

Ich kriege dieses Bild nicht aus meinem Kopf, wie er zwei Meter fünfzig unter der Zoobrücke hängt und baumelt. Obwohl ich es nicht gesehen habe. Gesehen habe ich, wie er sich bückt und drei Seiten unter dem Teppich hervorholt.

DAS KLEID MEINER MUTTER

Als ich aufwachte, lag wieder das Kleid meiner Mutter im Garten. Dieses Mal das mit dem bunten Blumenmuster, mitten auf dem Rasen.
Beim ersten Mal war es das rot gepunktete gewesen. Ich war aufgewacht, hatte noch ein wenig im Bett gelegen, im Haus war es still gewesen, es musste einer von den roten Tagen im Kalender sein. Ich wollte runter in die Küche gehen und mir Cornflakes holen, um sie im Bett zu essen, während ich Märchen hörte.
Als ich an der Terrassentür vorbeikam, bemerkte ich draußen einen Farbfleck auf dem Rasen. Als ich hinausschaute, sah ich das Kleid meiner Mutter. Ich ging raus und blieb vor dem Häufchen Kleid stehen. Ich sah hoch zum Schlafzimmerfenster, doch es war zu weit rechts, dort konnte sie es nicht rausgeworfen haben. Und warum sollte sie das auch tun? Aber wenn sie es nicht rausgeworfen hatte, warum lag es dann hier? Ich versuchte, mich zu erinnern, was sie am Abend angehabt hatte. Nicht dieses Kleid, glaubte ich. War ihr irgendetwas passiert? Ich war nicht aufgewacht, ich hatte Vater nicht schreien hören. Hatte sie ihren Koffer gepackt und war durch den Garten rausgegangen und hatte dabei dieses Kleid verloren? War sie weg?
Ich ging wieder ins Haus, als würde das helfen. In der Küche standen zwei Gläser, die nicht in die Spülmaschine geräumt waren. Zwei, sagte ich mir. Zwei. Zwei. Wie Hänsel und Gretel. Wie Schneeweißchen und Rosenrot. Wie Brüderchen und Schwesterchen. Wie der Fischer und seine Frau.
Zwei. Das sagte ich mir manchmal abends unter der Bett-

decke. Ich zog sie mir über den Kopf und dachte: Ich werde es ganz lange hier aushalten und immer wieder zwei sagen. Zwei. Zwei. Zwei. Zwei. Eine Eins und eine Eins, die ganz fest zusammengehören. Zwei, zwei, zwei, zwei.

Ich versuchte oft, Dinge zweimal zu machen. Zwei Schlucke trinken, bevor ich das Glas absetzte. Die Türklinke zweimal herunterdrücken, bevor ich die Tür aufmachte. Immer zweimal Danke sagen. Danke. Danke. Und Bitte auch. Bitte. Bitte. Wenn ich wusste, dass niemand in der Nähe war, der schimpfen konnte, spülte ich zweimal, wenn ich auf der Toilette gewesen war. Ich hörte Märchen zweimal hintereinander. Eins und eins.

Einmal hat meine Mutter mich gefragt, warum ich ihr immer zwei Küsse gebe.

– Weil ich mir vorstelle, dass ich einen Freund habe, mit dem ich alles teile, habe ich gesagt. Für ihn gebe ich dir auch einen Kuss.

Sie hat mich komisch angesehen, aber sie hat mir geglaubt. Sie glaubte mir auch, dass das Taschengeld mir nicht wichtig wäre. Weil ich nie danach fragte, auch wenn sie es vergaß, was oft passierte. Ich wusste, dass sie mir mehr gab, wenn sie glaubte, es wäre mir nicht wichtig.

Sie glaubte, ich wäre nicht gierig. Sie glaubte, ich würde nicht lügen. Sie glaubte, ich würde schlafen, wenn sie weinte. Dabei war ich unter der Bettdecke und murmelte: zwei, zwei. Ich muss nur länger unter der Bettdecke bleiben, als sie weint. Dann wird alles gut. Dann wird alles gut.

Ich sah mich noch mal im Wohnzimmer um. Vor dem Sessel waren die Schuhe meines Vaters. Dort zog er sie sonst nie aus. Die Schuhe meiner Mutter waren nicht da. Auch nicht im Flur. War sie etwa doch gegangen? Gegangen? Ich machte den Wandschrank auf. Ich zählte. Alle Koffer waren noch da. Ich zählte noch mal.

Hatte sie eine Tasche mitgenommen? Einen Beutel? Aus dem dann das Kleid gefallen war? Es zog in meinen Handflächen und Fußsohlen, wie es schon vorher gezogen hatte, als ich das

Kleid gesehen hatte. Ich kannte das Gefühl. Ich hatte es erfunden. Ich wusste aber keinen Namen dafür.
So zog es auch, wenn mein Vater auf diese bestimmte Art ausatmete und ich wusste, dass jetzt nichts mehr die Zukunft verändern konnte. Ich konnte ihn bitten, mit mir Memory zu spielen, ich konnte versuchen, mit ihm zu balgen, ich konnte ihn küssen oder ich konnte wie aus Versehen ein Glas fallen lassen, ich konnte die Musik zu laut machen, aber ich konnte die Zukunft nicht mehr verändern. Bitte. Bitte. Danke. Danke. Wenn er so ausgeatmet hatte, war alles zu spät. Ich weiß nicht, ob meine Mutter das auch wusste. Manchmal sah es so aus, als würde sie alles dafür tun, damit er so ausatmete, als sei er sehr, sehr müde. Wenn er so ausgeatmet hatte, zog es in meinen Händen und Füßen.
Ich schlich leise die Treppe hoch, nachdem ich den Wandschrank vorsichtig wieder geschlossen hatte. Ich glaubte, man könne das Gefühl hören, das ich erfunden hatte. Leise, sehr leise drückte ich die Klinke runter. Und ließ sie wieder los. Und drückte sie noch mal runter und machte die Tür auf, einen Spalt nur.
Mutter lag im Bett.
Das Ziehen in meinen Händen und Füßen verschwand.
Vater lag auch im Bett.
Man konnte ein Stück ihres Rückens sehen. Sie trug keinen Schlafanzug.
Leise schloss ich die Tür, ging wieder runter in den Garten und sah auf das Kleid. Obwohl Mutter im Bett lag, kam das Gefühl zurück, als ich auf das Kleid sah.
Ich ging in mein Zimmer und zog mir die Decke über den Kopf. Zwei. Zwei. Als ich schon keine Luft mehr bekam, zog ich die Decke weg, ging runter und holte mir Cornflakes. Dann setzte ich mich auf das Bett und hörte *Die zertanzten Schuhe*.
Wie oft hatte ich mir vorgestellt, ich hätte auch ein Bett, an das man klopfen konnte und das dann in der Erde verschwand und einen geheimen Gang freigab. Einen Gang, der einen an einen Ort führte, an dem man die ganze Nacht froh sein konnte.

Und wie oft hatte ich mich gefragt, warum die Prinzessinnen nicht barfuß gingen, warum sie es zuließen, dass ihre Schuhe sie jeden Morgen verrieten. Tanzen konnte man doch auch barfuß.
Jetzt fragte ich mich, ob meine Mutter vielleicht so eine Tür oder einen Schrank hatte, an den man klopfen konnte und man sah eine geheime Treppe. Und ob sie ihr Kleid nicht absichtlich hier gelassen hatte, weil es sonst morgens verriet, wo sie nachts gewesen war. Weil sie es verschwitzte beim Tanzen. Aber warum war es dann im Garten? Ich sah aus dem Fenster. Es lag immer noch da.
Waren die Prinzessinnen eigentlich unglücklich, nachdem ihr Geheimnis entdeckt worden war? Wieso sollten sie nachts nicht tanzen? Was war mit der Ältesten, die den Soldaten heiratete, der sie verraten hatte? Atmete der Soldat auch so aus wie mein Vater? Weinten die Prinzessinnen, weil sie nicht mehr in das unterirdische Schloss durften? Warum wurden nur die Prinzen verwunschen, mit denen sie getanzt hatten? Und wenn sie jetzt nachts nicht tanzten, zogen sie sich die Bettdecke über den Kopf und wünschten sich etwas, ganz, ganz feste? Ich verstand Märchen nicht, aber das hier verstand ich am allerwenigsten.
Mutter und Vater schliefen lange an diesem Morgen. Und es war etwas anders als sonst, als sie in der Küche standen. Sie ließ ihre Hand über seine Schulter und seinen Arm gleiten, als sie mit ihm sprach. Er strich ihr eine Strähne aus dem Gesicht. Es war, als hätten sie sonst immer etwas für sich behalten wollen, das sie jetzt einfach verschenken konnten. Vater zog mich auf seinen Schoß, während er Kaffee trank. Ich hatte am Abend unter der Bettdecke nichts anders gemacht als sonst und ich war mir deshalb fast sicher, dass es eine geheime Tür gab, von der sie mir nichts erzählten. Vielleicht hatten sie in einem unterirdischen Schloss getanzt, vielleicht hatten sie eine Musik gehört, die ich nicht kannte. Vielleicht war eine Wolke verschwunden, die sonst immer da war, und jetzt konnten wir sehen, dass der Himmel blau war und nicht weiß. Und

ich freute mich, weil ich immer schon gewusst hatte, dass es nur eine Wolke war und nicht der Himmel. Es war wirklich keine Absicht, als ich das Glas fallen ließ. Aber es schimpfte keiner. Mutter lachte sogar darüber.
Vielleicht würden sie mir von der Tür erzählen.
– Warum liegt dein Kleid im Garten?
Sofort konnte ich sehen, dass sie ein Geheimnis hatten, das sie mir nicht verraten wollten.
– Dem war gestern Abend langweilig im Schrank, da haben wir ihm erlaubt rauszugehen, sagte mein Vater.
Aber er hatte mir auch erzählt, dass Löwenzahn aus dem Gebiss von Löwenbabys gemacht wird.
Sie lachten und irgendwo hinter dem Lachen war ihr Geheimnis. Ein paar Tage lang hüteten sie es, doch dann verschwand das Lachen, hinter dem sie dieses Geheimnis versteckt hatten, und sie wussten nicht mehr, wo sie es suchen sollten. Ein paar Tage lang war es so, als würde ich verreisen, wenn ich nachts schlief, als wäre ich an einem Ort, an dem man tanzen und lachen kann. Ich merkte gar nicht richtig, wann sich das Gefühl wieder anschlich, das ich erfunden hatte. Bitte. Bitte. Bitte. Danke. Danke.

Und dann wachte ich auf und wieder lag ein Kleid meiner Mutter im Garten. Dieses Mal war es das bunte mit dem Muster aus großen Blumen und nicht das rot gepunktete. Ich sah das Kleid und wollte mich freuen. Aber ich fürchtete, dass es dieses Mal anders sein könnte. Es zog in meinen Händen und Füßen. Ich musste vorsichtig sein.

EIN GEHEIMER AKKORD

Nach zwölf Jahren ist der Hase verschwunden.
Das erste Mal habe ich ihn etwa einen Monat nach dem Tod meines Vaters bemerkt. Da hatte meine Mutter noch keine Depressionen und ich war noch nicht im Internat. Zuerst konnte ich nur seine Bewegungen spüren, hinter der Stirn, an den Schläfen, im Hinterkopf, über dem Gaumen, ich fühlte ihn hoppeln, aber ich begriff noch nicht so richtig, was das bedeutete. Eines Morgens wusste ich mit dem Erwachen, dass es ein Hase war. Ich habe ihm all die Jahre nie einen Namen gegeben, obwohl wir viel Zeit miteinander verbracht haben.
– Kopfkino, sagte er. Deswegen bin ich hier.
Ich habe lange gebraucht, um zu verstehen, was Kopfkino für den Hasen war. Manchmal gefiel es ihm, wenn ich las, manchmal nicht. Er freute sich, wenn ich mich mit Mitschülern prügelte. Als ich die Selbstbefriedigung entdeckte, war er begeistert, die ersten Jahre setzte er sich mit Chips und Erdnüssen in meinen Hinterkopf und ließ es sich gut gehen, wenn sich meine Hand zu den Bildern in meinem Kopf bewegte. Später verschwand er einfach, sobald ich die Hose öffnete.
Manchmal freute er sich bei Gesprächen, manchmal schlief er ein. Er langweilte sich schnell, wenn ich die falschen Drogen nahm. Koks und Alkohol gefielen ihm. Bei Gras und Meskalin verdrückte er sich still.
Wenn der Hase sich langweilte, verblasste er einfach, als würde ihm jemand die Farben abdrehen. Das fühlte sich oft gut an, doch ich vermisste ihn, wenn er sich zu lange nicht blicken ließ.
Als ich aus dem Internat raus war, hatte meine Mutter wieder Depressionen, aber dieses Mal wegen eines anderen Mannes.

Der Hase und ich einigten uns auf Yoga, das gefiel uns beiden. Ich bin entspannter, ausgeglichener, konzentrierter und gesünder, sagte ich. Der Hase lachte dann und sagte, du bist stärker und beweglicher und ehrgeiziger, und das ist gut so.

Yoga und Leonard Cohen hören, das waren nach dem Internat unsere Lieblingsaktivitäten. Bei Leonard Cohen gefiel mir die Melancholie, die dunkle, samtige Stimme, die spirituelle Sehnsucht. Bei Leonard Cohen fraß der Hase keine Chips, sondern stand die ganze Zeit auf den Hinterbeinen und fühlte sich wie ein Panther im Garten und nicht wie eine Katze in der Küche. Leonard auf den Kopfhörern, flogen wir nach Goa, zu Rolf Naujokat, einem Deutschen, der dort seit Jahrzehnten Ashtanga-Yoga unterrichtete. Leonard war schon lange tot und der Hase und ich hofften, dass Rolf noch lange lebte.

Eines Nachmittags lag ich in Arambol am Strand und las, während der Hase in der Sonne immer blasser und blasser wurde. Lesen am Strand lag ihm nicht.

Ein Mann näherte sich, beugte sich herunter und las laut die Worte vom Cover: *Rechtsstart*, Anne Hell. Ich blickte hoch, es war ein Inder. Er ging in die Hocke und fragte dann auf Deutsch:

– Entschuldigen Sie bitte, was heißt Rechtsstart?

– Es ist ein Wortspiel, sagte ich. Es hört sich an wie Rechtsstaat, aber das ist es nicht.

Er nickte.

– Sie sind Deutscher?

– Ja.

– Ich bin Student der Germanistik, ich war noch nie in Deutschland. Haben Sie etwas dagegen, wenn wir ein wenig reden, damit ich Übung bekomme?

Duze ihn, sagte der Hase, er ist ungefähr so alt wie du. Und sei vorsichtig, wahrscheinlich will er dir nur etwas verkaufen oder dich in den Laden seines Onkels schleppen oder sich Geld von dir leihen. Sei clever. Sei cleverer als die Einheimischen. Lass dich nicht abziehen wie ein Tourist.

Der Hase und ich hatten da bereits mehr als elf Jahre miteinander verbracht, und ich kannte dieses Gefühl, das mir deutlich sagte, dass er falsch lag. In Arambol waren kaum Inder am Strand, es war unwahrscheinlich, hier einen jungen Mann kennenzulernen, der Supresh hieß und sich nur ausgedacht hatte, dass er 22 war, aus Chennai stammte und Germanistik studierte.

Das erzählte er mir, nachdem er die üblichen Fragen gestellt hatte. Und noch mehr. Er war computerspielsüchtig gewesen, als für drei Tage der Strom ausfiel und er aus Langeweile *In der Strafkolonie* aus der Bibliothek seines Vaters las, in einer englischen Übersetzung.

– Ich war überwältigt, sagte er, das war geschrieben, als könnte man Literatur programmieren, wie die Spiele, die ich stundenlang spielte. Es öffnete mir die Augen, das ganze Internet erschien mir auf einmal dieser Tötungsmaschinerie nachempfunden. Es interessiert sich ja nicht für die Surfer, sondern nur für seine eigenen Mechanismen, Abläufe und Algorithmen. Der Einzelne ist eigentlich immer verloren darin. Dieses Buch war der Grund, warum ich Deutsch gelernt habe und zwar so, als würde ich eine Programmiersprache lernen, ohne den Klang, einfach nur aus Büchern, die ich mir besorgt habe.

– Er kennt deinen Vater, raunte der Hase mir zu.

– Hast du Armin Ratkhan gelesen?, fragte ich.

– Natürlich, sagte Supresh.

– Er war mein Vater, sagte ich.

Erst nachdem ich ihm meinen internationalen Führerschein gezeigt hatte, konnte ich Supreshs Zweifel zerstreuen.

Er fing an, mir von meinem Vater zu erzählen. Der Hase nahm sich Chips, Eis, Apfelschorle, Nachos, Erdnüsse und Bier. Am liebsten hörte er zu, wie Menschen mir von meinem Vater erzählten. Als sei ich nicht sein Sohn. Als wüsste ich weniger über ihn als sie.

Diese Leute erzählen mir meine Bücher nach und zitieren Sätze, die sie schön finden, hatte mein Vater früher oft geklagt. Doch nicht nur der Hase mochte, wenn jemand über meinen Vater redete, sondern auch ich war begeistert. Mein Vater sieht ganz anders aus, wenn die Menschen mir von ihm erzählen. Nicht wie jemand, der nie Zeit hatte, nicht wie jemand, dessen Arbeitszimmer man nicht betreten durfte, wenn er denn mal zu Hause war. Nicht wie jemand, der einen nicht ernst nahm. Nicht wie jemand, der einfach nicht aufhörte zu reden, wenn ihm etwas an seinem Sohn nicht gefiel. Nicht wie jemand, der endlos kränkende Worte auffrischte, jedes Mal eine Spur schärfer, bis er sich in Rage wiederholt hatte.

Wenn die Leute erzählen, ist Armin Ratkhan der jung verstorbene deutsche Schriftsteller, der gerade mal zweiundzwanzig war, als sein Roman *Pupillen größer als die Nacht* herauskam. Wenn die Leute erzählen, ist er ein Shootingstar in der deutschen Literatur, dessen Roman das Leben der Digital Natives mit einer analogen Menschlichkeit und Wärme vereint und dessen Visionen von Zusammenhalt und Verbundenheit viel tiefer gehen, als das einfache Setting des Buches vermuten lässt. So verschwurbelt klingt das Lob häufig. Einfach klasse sagt kaum jemand. Chips und Ben & Jerry's, Sofa, bestes Kopfkino, sagt keiner. Wenn die Leute erzählen, ist Armin Ratkhan jemand, der seinen Lesern eine Nähe vermitteln kann, die weit über alternative Lebensformen und drogeninduzierte Liebesschwüre hinausgeht. Wenn die Leute erzählen, ist Armin Ratkhan einer der wenigen jungen, attraktiven Autoren, die nicht nach ein, zwei Büchern in die Nischen des Kulturbetriebs und aus dem öffentlichen Gedächtnis verschwunden sind. Wenn die Leute erzählen, ist Armin Ratkhan ein Autor, dessen zweiter Roman mit dem simplen Titel *3* ein Bestseller wurde, als er gerade mal fünfundzwanzig war. Ein Weltbestseller mit 30 Millionen verkauften Exemplaren. Wenn die Leute erzählen, klingt es so, als würden sie an Zahlenmagie glauben, *3*, 30 Millionen, drei Jahre nach seinem Debüt, ein Roman, in dem alles in Triaden aufgelöst wird.

Wenn die Leute erzählen, sitzt der Hase begeistert da und seufzt behaglich. Nur das mit der 3 gefällt ihm nicht richtig, er wird dann sarkastisch. Na klar, 3, sagt er, die Leute glauben gerne, dein Vater habe das richtig erkannt, weil die Welt

ja keine Scheibe ist, wo es eine Ober- und Unterseite gibt. Sicher, die Welt ist dreidimensional, da muss es natürlich immer drei Möglichkeiten geben, damit wir zu Frieden und Fortschritt kommen. Immer diese künstlichen Dichotomien, Kommunismus – Kapitalismus, Abendland – Islam, Mann – Frau, Reich – Arm, die Erkenntnisse in der Physik sprechen schon seit Langem dafür, dass die Dinge nicht so dual sind, wie man lange geglaubt hat, und die anderen Wissenschaften beginnen, diese Einsicht zu unterstützen. Bla hier, bla da, Gelaber. Entweder du landest einen Weltbestseller oder nicht. Was soll denn da die dritte Möglichkeit sein?
So sagt der Hase. Ich hatte einmal auf Ecstasy auf dem Dach eines Hochhauses einem Mädchen von ihm erzählt. Auch dass ich glaubte, dass er ein Erbe meiner Mutter war, die viel Zeit in Anstalten verbracht hatte. Ach, so einen Hasen hat jeder, hatte sie gesagt. Ich hatte geglaubt, das wäre eine Lüge, die sie aus Liebe erfunden hatte, eine Liebe, die uns die Pillen vorlogen.
– Die Idee der Trinität war im Westen eher neu, als dein Vater *3* veröffentlichte, sagte Supresh. Obwohl ihr ja den Vater, den Sohn und den Heiligen Geist habt. Obwohl ihr Körper, Geist und Seele unterschieden habt. Doch irgendwann hat die Dualität Überhand genommen. Hier in Indien thematisieren alle alten Schriften die Dreiheit, referierte er. Wir haben dieses Wissen von den Rishis, den Sehern aus den alten Zeiten. Es gibt Brahma, den Schöpfer, Vishnu, den Erhalter, und Shiva, den Zerstörer. Dein Vater hat es geschafft, diese uralte Philosophie ohne zu viel esoterischen Brei wiederzubeleben und unterhaltsam zu vermarkten, gerade in einer Zeit, in der die Menschen nach einer Aussöhnung des modernen Lebens mit uralten Sehnsüchten gesucht haben. Und er hat es gut gemacht. Ich habe alle Videos von seinen Lesungen gesehen, er konnte mitreißend vortragen.
Ja, wenn die Leute erzählen, ist Armin Ratkhan ein begnadeter Vorleser mit einer magischen Stimme. Wenn die Leute erzählen, ist Armin Ratkhan der erste kiffende Superstar der Literaturszene, nachdem es im vergangenen Jahrtausend fast

nur Alkoholiker wie Hemingway, Fitzgerald, Steinbeck, Anderson und Fauser gegeben hatte. Ein gesponserter Superstar: Dieser Autor wird Ihnen präsentiert von White Kush & Gelato Chronic. Vorher hatte er einen Deal mit Marley Natural. Ein Kiffer, der immer schlagfertig und schnell war, agil und voller Elan.
Wenn die Leute erzählen, ist Armin Ratkhan der Mann, der für die ganze Diskussion um E-Books, illegale Downloads, Urheberrechtsgesetzänderungen, kulturelle Vielfalt, die gefallene Buchpreisbindung und den Konkurs kleiner Verlage nur zwei Sätze übrig hatte: Welche Gesetze auch geändert werden, wer auch geschröpft wird, was immer auch passiert, es hat seit Jahrhunderten große Literatur gegeben und es wird sie weiterhin geben. Ideen sterben nicht, Ideen leben ihr eigenes Leben, und zwar unabhängig von Kommerz.
Immer, wenn jemand diese Stelle zitiert, applaudiert der Hase in meinem Kopf, indem er mit den Ohren klatscht. Dann trinkt er einen braunen Tequila mit Orange und Zimt und murmelt: Aber bei der Kommerzialisierung des Kiffens hat er trotzdem geholfen, wo er konnte.
Wenn die Leute erzählen, ist Armin Ratkhan ein vielversprechender Autor, der mit gerade mal 28 Jahren tragischerweise beim Schwimmen im Bodensee an einer unerkannten Herzmuskelentzündung starb.
Wenn die Leute erzählen, ist Armin Ratkhan nicht mein Vater. Das gefällt mir. Dem Hasen gefällt es, gerade weil er mein Vater ist und er sich in seinem Glanz sonnen kann. Es ist wie Yoga.
– Ja, ja, deine Mudder, sagte ich dann trotzdem irgendwann, als Supresh nicht aufhörte, von meinem Vater zu erzählen. Darauf war der Hase mal gekommen und er fand es jedes Mal witzig. Supresh sah mich fragend an.
– Naja, man beleidigt ja immer die Mutter. Und das hier ist genau das Gegenteil davon, ein Loblied auf meinen Vater.
– Ja, ja, deine Mudder, murmelte Supresh, als würde er den Witz einem Test unterziehen, und lachte dann, vielleicht aus

Höflichkeit. Ja, ja, dein Vater, sagte er dann, der hat es mit dieser Festplatte ja geschafft, noch lange nach seinem Tod im Gespräch zu bleiben.
Handke hat seine Bleistiftstummel der Nationalbibliothek in Wien vermacht. Mein Vater seine Festplatte dem Literaturarchiv in Marbach. Verschlüsselt. Wahrscheinlich hat er es für witzig gehalten. Es hatten schon einige Experten erfolglos daran gesessen, Literaturwissenschaftler und Biografen versprachen sich davon einen Karriereschub, derjenige, der das Passwort entschlüsselte, würde seine anderthalb Millionen Klicks Ruhm genießen und in die Nachwelt eingehen.
– Wenn ich mal versuchen könnte, das Passwort zu knacken, sagte Supresh. Brute Force dauert noch Jahre und die Skripte, die geschrieben worden sind, sind wohl nicht gut genug.
– Kannst du, sagte ich.
Er sah mich fragend an.
– Ich habe eine Kopie zu Hause.
Sein Blick veränderte sich.
– Ich kann das, sagte er. Ich kann das Passwort knacken. Wenn du mir hilfst.
Der Hase legte sich hin. Da erst fiel mir auf, wie dick er in den letzten Jahren geworden war und wie viel Platz er in meinem Kopf einnahm.
Supresh stellte mir Fragen über meinen Vater. Was für Musik er gehört hatte, was er gerne gegessen hatte, welche Witze er mochte, ob ich wusste, welche Webseiten er gerne besuchte. Wie er reagierte, wenn er gereizt war, wann er sich freute. Der Hase hatte Schwierigkeiten, wach zu bleiben, mir fiel auf, wie wenig ich von meinem Vater wusste und wie viele Fragen ich nicht beantworten konnte. Vielleicht lag es am Bier, ich schweifte ab und erzählte von meiner Mutter, von den Depressionen nach dem Tod meines Vaters, von den Kliniken, von den Männern, von den Drogen, von ihren betrunkenen, selbstmitleidigen Monologen mit leiernder Stimme, von meiner Wut, die ich kaum unterdrücken konnte, von Männern, die kaum älter waren als ich.

Supresh sah zu Boden und sagte:
– Ich knacke dieses Passwort. Ich tue es für dich. Für euch. Für deine gesamte Familie.
Der Hase schlief tief und fest. Obwohl ich getrunken hatte.
Es dauerte zwei Wochen, bis Supresh das Passwort geknackt hatte. Zwei Wochen für etwas, das Experten in elf Jahren nicht gelungen war. Und dann saß ich drei Monate vor dem Rechner und durchwühlte die Mails, die Fotos, die Filme, die Bestellungen, die Textdateien, und der Hase langweilte sich und schlug dauernd Krach. Ich hatte gedacht, er würde sich freuen, so viel über meinen Vater zu erfahren, aber er wollte raus und Bier trinken. Ich ignorierte sein Quengeln und er schlug vor, ich solle wenigstens zu den Pornos meines Vaters wichsen. Mein Vater hatte ja vermutlich gewusst, dass das Passwort irgendwann geknackt werden würde, aber vielleicht hatte er sich nicht vorgestellt, dass sein Sohn die Festplatte als Erster sehen würde. Oder als Zweiter. Vielleicht hat er gar nicht dazu gewichst, sagte ich mir, vielleicht war das ein Statement, eine falsche Fährte. Vielleicht waren seine ersten sexuellen Erfahrungen irgendwie verknüpft mit Alice im Wunderland. Daher die Vorliebe für Spiegel, für Hasen und Katzen, die durch das Bild liefen, für seltsame Kostüme und Dialoge, für traumähnliche Szenen, daher vielleicht die Vorliebe für Frauen, die völlig flachbrüstig waren.
Supresh fragte mich, ob ich etwas dagegen hätte, wenn er das Passwort weitergab. Ich zögerte. Welcher Mann möchte schon, dass seine Pornosammlung öffentlich wird. Und sei es postum. Pornos sind wie ich, sagte der Hase, jeder hat sie, aber keiner redet darüber. Er war müde und sah abgekämpft aus, obwohl er viel schlief. Die anderen haben auch einen Hasen?, fragte ich. Ja, sagte er. Ich glaubte ihm nicht.
Niemand schien sich für die Pornos zu interessieren. Zuerst wurde nur ein wenig über die üblen Beschimpfungen von Prominenten in seinen E-Mails geredet, die so gar nicht zu dem passten, was über ihn bekannt war.
Dann fand der Journalist Finn-Leon Nahbur in dem Ordner

mit der Diskografie von Leonard Cohen versteckt einen weiteren Ordner, der mit dem zu Lebzeiten meines Vaters noch legalen PGP verschlüsselt worden war. E-Mails und Textdateien, die belegen, dass mein Vater die Bücher nicht allein geschrieben hat. Gar nicht geschrieben hat, wenn man einigen selbsternannten Experten glauben möchte. Es wird darüber diskutiert, wie gering sein Anteil am Erfolg war.

Jule von Höhenhausen war eine namhafte Literaturkritikerin in Deutschland, bevor sie sich aus dem Kulturbetrieb zurückzog und nach Schweden auswanderte. Sie hat mittlerweile per Twitter bestätigt, dass sie die Rohfassungen zu den Romanen geliefert hat. Rohfassungen, die mein Vater nur gekürzt, geglättet, pointiert und mit einem ihm eigenen Duktus versehen hat. Das ist das, was die Dateien auf der Festplatte nahelegen, und obwohl Jule von Höhenhausen jeden weiteren Kommentar und jedes Interview verweigert, wird ihr geglaubt, dass die Hauptarbeit bei ihr lag.

Nach all dem, was nun in den letzten Monaten enthüllt und über die Motive der beiden spekuliert worden ist, gilt mein Vater als ein Betrüger, als jemand, der im literarischen Olymp nichts verloren hat, ein besserer Lektor, ein attraktiver Mann mit Charme, aber ohne jegliche Kreativität, vorgeschoben, um einen Coup zu landen. So etwas gab es bisher nur in der Popmusik, schreibt Nahbur, wo Menschen, die nur gut aussahen, aber nicht singen konnten, den Mund auf- und zumachten. Er nennt Milli Vanilli als Beispiel, die musste ich erst googeln. Das ist Jahrzehnte her. Er schreibt, dass Deutsche im Ausland eben nur per Betrug so erfolgreich werden können, wie mein Vater es gewesen ist. Alle geben ihm recht. Als wäre Jule von Höhenhausen keine Deutsche.

Die Stimme des Hasen war ganz dünn, als er sagte: Die haben doch alle keine Ahnung, Betrug, Hochstapelei, Täuschung, Gaunerei. Dein Vater war wie Elvis. Der hat seine Lieder auch nicht geschrieben und gesagt: Ein Lied ist erst dann ein Lied, wenn man singt. Und er war der King. Sein Hase war so groß, der schwappte ihm dauernd aus dem Kopf.

Er wiederholt nun dauernd, dass auch andere einen Hasen haben. Ich habe Supresh gefragt, eines Abends, ich war betrunken, ohne dass der Hase sich darüber freute, ich war betrunken genug, um dem eigenen Wesen auf den Grund schauen zu wollen. Ich saß am Rechner, zoomte mit Supresh und erzählte ihm von meinem Hasen, obwohl ich genau wusste, dass ihm Enthüllungen dieser Art unangenehm waren. Doch Supresh war in Indien, er war weit genug weg für die Wahrheit.
– Ja, sagte er, kann sein, dass alle bei euch einen Hasen haben. Wir hier haben ein Schwein. Meines grunzt vor Freude. Nächsten Monat fliege ich nach Yale, um dort einen Vortrag über verschlüsselte Festplatten von Autoren zu halten.
Als wir auflegten, trank ich noch mehr. Ich erwachte in ein Loch hinein, mein Hase war verschwunden.
Meine Mutter erlitt nach den Enthüllungen Nahburs einen Rückfall und wies sich selbst in die Klinik ein. Wegen akuter Eigengefährdung, sagte sie. Sie sprach schon so wie die.
Ich hatte gedacht, der Hase wäre ein Erbe meiner Mutter, die Verhaltenstherapie sagt, Regenerationsprozess im präfrontalen Cortex, Serotoninwiederaufnahmehemmer, die trizyklische Antidepressiva sagt, die Analyse sagt, die Schuldgefühle sagt, die defizitär sagt, die rezidivierend sagt, Verstärkerverlust, Gratifikationskrise, meine Mutter, die der Dunkelheit so viele Namen geben kann wie die Ärzte selber. Doch es ist egal, wie du die Dunkelheit nennst, dein Kind oder deinen Hasen. Es ändert nichts.
Es ist egal, ob sie meinen Vater Schriftsteller nennen oder Hochstapler oder Marionette. Es ändert nichts. Außer, dass mir jetzt keiner mehr erzählt, wie toll er war. Außer, dass ich jetzt nicht mehr ja ja, deine Mudder sagen kann. Außer, dass der Hase auf einmal weg ist. Doch seit er weg ist, sehe ich die Hasen der anderen. Mein Hase hat nicht gelogen.
Jule von Höhenhausens Hase sagt wahrscheinlich: Du hast der Literatur ohnehin deinen Stempel aufgedrückt. Halt den Mund, mach nichts kaputt, so wirst du größer. Nahburs Hase sagt: Geil, hau einfach drauf, mit etwas Kraft auf große

Namen hauen lässt auch deinen Namen wachsen. Der Hase meiner Mutter wiederholt nur die ganzen Worte, die sie von den Ärzten gelernt hat, er hält sich daran fest, weil er sonst nichts zum Festhalten hat.
Jetzt laufe ich herum und sehe Hasen, überall, wo ich hingehe, sehe ich Hasen. Und ich beneide die anderen, ich beneide sie so sehr um ihre Hasen. Der Arzt würde sagen, ich bin verrückt, ich weiß. Aber so leicht ist das nicht, vielleicht ist er ja der Verrückte. Wenn jemand rot und grün nicht unterscheiden kann, sagt man ja nicht, er sei verrückt. Wenn jemand etwas nicht sehen kann, was da ist, dann ist das in Ordnung. Wenn jemand schlecht hört, bekommt er ein Hörgerät, aber niemand sagt, er sei verrückt. Ich höre und sehe Hasen, aber meiner ist verschwunden. Ich habe zwölf Jahre mit ihm gelebt, ohne dass es jemandem aufgefallen ist. Und jetzt sehe ich die Hasen der anderen. Ich glaube, die Hasen lügen. Sie lügen alle. Und ich glaube, meiner wird wiederkommen. Sobald ich mich ein wenig besser fühle, wird er wiederkommen und mir sagen, dass ich in Ordnung bin. Aber noch liege ich hier und finde keinen Grund aufzustehen. Welches andere Tier würde mir jetzt helfen?
Das Passwort meines Vaters waren die ersten Worte aus *Halleluja* von Leonard Cohen: *Now I've heard there was a secret chord.*

WAS IN DIESER MUSIK GEBLIEBEN IST

Als ich Roger kennengelernt habe, muss ich sechzehn gewesen sein. Vielleicht auch siebzehn. Ich kann mich nicht erinnern. Ich kann mich nicht erinnern, wo und wie wir uns kennengelernt haben, obwohl ich jetzt wochenlang an Roger gedacht habe und daran, wie es damals war.

Wahrscheinlich hatten wir gemeinsame Bekannte, Menschen mit ähnlichem Kleidungsstil und Musikgeschmack. Die Jungen trugen hauptsächlich schwarz, Jeans, Hemd, Dr. Martens. Die Mädchen trugen auch schon mal blaue Jeans, oft Kajal unter den Augen, Creepers und Harrington-Jacken und Kurzhaarschnitte.

Ich fand, dass Roger außerordentlich gut aussah. Das hatte nichts Sexuelles für mich, es war mehr eine Art Neid, ich hätte auch gerne so ausgesehen, diese glatten schwarzen Haare, die er in einer leichten Tolle trug, die dunklen Augen, die markanten Wangenknochen, das schmale, aber eckige Kinn, diese Gleichgültigkeit, die er ausstrahlte, diese Coolness, die auf mich nicht gespielt wirkte. Vielleicht war es aber auch einfach nur die Tatsache, dass er im Gegensatz zu mir nicht lieber jemand anders gewesen wäre.

Wahrscheinlich hatte ich schon vor Roger Joy Division gehört, *Transmission* und *She's lost control.* In dieser Disco, in die wir damals regelmäßig gingen, wo Phillip Boa lief, New Model Army, The Cure, B-52s, Gun Club, The Cassandra Complex, Bauhaus, New Order, Einstürzende Neubauten, aber auch mal Tanita Tikaram und Mory Kanté. Und *Love will tear us apart* werden sie auch gespielt haben.

Ich war noch nicht ganz drin in der Musik, die so traurig ist.

Aber ich suchte danach. Manche fanden *Pornography* von Cure voll das abgefuckte Album, abgefuckt im Sinne von depressiv. Ich ließ es mir auf Kassette aufnehmen, aber es überzeugte mich nicht. Es schien mir nicht echt, es hatte etwas Morbides, aber es spiegelte mir nicht, wie ich mich fühlte. Es war ein zur Schau getragener Weltschmerz, würde ich heute sagen.

Wenn man nur lange genug durch die Regalreihen der Bibliothek ging und aufs Geratewohl Bücher rauszog, fand man früher oder später etwas, das zu einem sprach. Aber wo fand man die richtige Musik? Es half nicht, Zeitschriften zu lesen, auch wenn ich jeden Monat die *Spex* kaufte, Musik musste man hören, irgendjemand, den man kannte, musste sie besitzen.

Roger war Joy-Division-Fan. Ich meine Fan, wie in: jemand, der unglaublich viel über die Band und die Musik weiß. Ich kann mir im Nachhinein nicht richtig erklären, woher er Ende der 80er Jahre all dieses Wissen hatte, ohne Internet, ohne ein deutschsprachiges Buch über diese Band, ohne einen einfachen Weg, an englische Bücher ranzukommen. Er wusste, dass die Band Warsaw geheißen hatte, bevor sie sich umbenannte. Dass der Name Joy Division aus einem Roman stammte, der zur Zeit des Zweiten Weltkriegs spielte und dass damit eine Gruppe von Frauen bezeichnet wurde, die den Nazis sexuell zur Verfügung stehen mussten. Er wusste, dass Ian Curtis, der Sänger, als Einziger aus der Band verheiratet gewesen war, dass er mit seiner Frau eine Tochter hatte, aber auch eine belgische Geliebte, die er auf Tour kennengelernt hatte. Dass die Band sich vorgenommen hatte, den Namen zu ändern, wenn einer von ihnen aufhören sollte. Roger war auch ein großer Fan von New Order, unter diesem Namen hatten die verbliebenen drei nach dem Selbstmord von Curtis weitergemacht. Der Song *ICB* von New Order war ein Akronym für Ian Curtis Buried. Er hatte eine Originalmaxi von der *Ideal-for-Living*-EP. Zumindest glaubte er das. Ich stellte fast dreißig Jahre später fest, dass das nicht stimmen konnte, weil die EP im Original im

Singleformat erschienen war und nur diese Single den trommelnden Jungen in der Naziästhetik auf dem Cover hatte, aber nicht die 12-Zoll-Version, die später rausgekommen war. Das erfuhr ich aus dem Buch *Unknown Pleasures: Inside Joy Division* vom Bassisten Peter Hook, das 2013 erschienen war.
Roger hatte nicht nur alle offiziellen Veröffentlichungen von Joy Division und New Order, sondern auch seltene Sonderpressungen, Originalpressungen, angebliche Originalpressungen und Bootlegs. Er wusste, dass sie am 15.1.1980 in Köln im Basement gespielt hatten und bedauerte es, nicht dabei gewesen zu sein.
– Da war ich neun, sagte ich, aber die Idee, dass man hätte dabei sein können, gefiel mir.
– Da war ich fast elf, sagte er. Das hätte mein erstes Konzert sein können. Ich wäre echt gerne dabei gewesen.
Vielleicht zeigt das, wie jung wir waren. Zu jung, um auf die Idee zu kommen, dass es auch ein anderes Konzert in einer anderen Stadt hätte sein können, wenn man nur alt genug war, um hinzufahren.
Roger nahm mir die Alben auf Kassetten auf, und ich war ein dankbarer Hörer. Ich versank vollständig in dieser Musik und vielleicht hat ein Teil von mir bis heute nicht hinausgefunden. Roger war Joy-Division-Fan, aber ich begriff nicht, warum. Er sah nicht aus wie jemand, der sich einsam fühlte, er schien nicht zu leiden, er schien nicht verzweifelt auf der Suche zu sein nach etwas, das es wahrscheinlich nicht gab.
Er schien mir zufrieden mit seinem Leben. Vielleicht war das nicht so. Vielleicht war das nur mein Eindruck, weil wir beide einfach keine Sprache dafür hatten. Es gab für uns keine Möglichkeit, über bestimmte Dinge zu reden, außer besoffen. Doch auch wenn ich gemeinsam mit Roger besoffen war, ging es nie darum, dass man einfach kein Licht sah.
Ich könnte sagen, es lag alles an mir, ich fand keinen Zugang zu ihm. Doch mit manchen Leuten, die ich Freunde nannte, ging es. Roger war kein Freund und ich erinnere mich heute nicht mal an seinen Nachnamen, sondern nur daran, dass er

irgendwo in Deutz wohnte, aber auch da kann ich mich vertun. Die Erinnerung ist eine gute Lügnerin. Doch sie ändert nichts an meiner Dankbarkeit. Und daran, wie ich mich damals gefühlt habe. Oder wie ich glaube, mich damals gefühlt zu haben.

Mother I tried please believe me
I'm doing the best that I can
I'm ashamed of the things I've been put through
I'm ashamed of the person I am

Ich weiß noch, wie ich die Zeilen hörte, wie ich sie fühlte. Ich weiß auch noch, dass einem Teil von mir völlig klar war, dass ich noch nicht viel durchgemacht hatte, aber mir erschien alles aussichtslos. Was sollte ich machen? Wohin sollte ich mich bewegen? Was konnte ich anfangen mit diesem Leben, außer einfach nur zu existieren? Was stimmte mit mir nicht? Warum war ich anders als die anderen?

Fast jeden Tag saß ich nach der Schule in meinem Zimmer, allein, in einem Haufen Kassetten wühlend. Ein paar Bücher, ein paar Songs, mehr fand ich einfach nicht. Warum schienen alle anderen etwas zu haben, das ihnen Freude bereitete? Wie schafften sie es, sich für völlig belanglose Dinge zu interessieren?

Ich schrieb in der Schule auf Tische und auf Kneipentoiletten an die Wände: *I wear black on the outside 'cause black is how I feel on the inside.* Aus *Unloveable* von The Smiths. Ich schrieb:

I smoke 'cause I'm hoping for an early death
And I need to cling to something

Oder auch:

And when I'm lying in my bed
I think about life and I think about death
And neither one particularly appeals to me

Ich schrieb Zeilen, die etwas zeigen sollten, die genau deswegen geschrieben worden waren.

Ich schrieb nie Zeilen von Joy Division. Joy Division war anders, Joy Division war heilig. Wie hätte ich auf einen Tisch schreiben sollen: *I've been waiting for a guide to come and take me by the hand* oder: *There is no room for the weak*?

Mother I tried please believe me …
Bei The Smiths wurde ein Schmerz dargestellt, da wollte jemand gesehen werden in seinem Leid. Bei Joy Division war jemand, der schon erledigt war, dessen Schmerz und Schwäche nichts mehr mit Selbstdarstellung zu tun hatten.

Solange ich noch kein Mädchen geküsst und mit keinem geschlafen hatte, war alles einfacher. Ich konnte glauben, ich würde mich anders fühlen, wenn ich erstmal Sex hätte, regelmäßig Sex hätte.

Nur um dann festzustellen, dass es keinen Unterschied machte. Ich saß immer noch da und weinte, wenn Ian Curtis sang. Ich fand keinen Grund, keine Quelle der Freude.

Heute scheint es mir möglich, dass Roger schwul war und es nicht wusste oder nicht zugeben konnte. Das würde erklären, warum er Mädchen gegenüber immer so gleichgültig war. Es ist auch möglich, dass er eine Art Nazi war. Er war es, der mich damals mit Death in June bekannt machte, einer Band, bei der man, ähnlich wie bei Joy Division in ihren Anfangstagen, auch nicht so genau weiß, ob sie nun wirklich rechts ist oder nur spielt. Durch Death in June kannte ich das Horst-Wessel-Lied, Jahrzehnte bevor ich herausfand, dass die Melodie in Deutschland verboten war.

Ich wüsste gerne, was für ein Mensch Roger war, warum wir es damals nicht geschafft haben, uns zu verbinden, aber ich habe jetzt keine Möglichkeit, es herauszufinden, ihn in eine Suchmaschine einzugeben und dann auf ein Getränk mit ihm zu gehen.

Jahrelang war Ian Curtis mein Held. Es schien mir nur konsequent, dass man sich umbrachte, wenn man vorher darüber gesungen hatte, wie einsam und traurig und verzweifelt man war. Erst wenn man älter wird, entwickelt man eine Vorliebe für die, die einen Weg finden zu überleben.

Wenn man sich die BBC-Dokumentation über Joy Division ansieht, ist es schwer verständlich, wie die Bandmitglieder und

das gesamte Umfeld nicht sehen konnten, worauf das alles hinauslief, spätestens nach Ian Curtis' Selbstmordversuch.
Wenn man Peter Hooks Buch liest, wird verständlicher, wie man da irgendwie reinrutscht und die Dinge, die von außen so klar scheinen, einfach nicht mehr sehen kann. Dabei versucht Hook nicht mal, sich zu entschuldigen, sondern leidet offensichtlich bis heute darunter, damals versagt zu haben. Doch er macht einem verständlich, wie das Versagen zustande kam.
Da sind die wechselnden Medikamente, die Curtis gegen seine Epilepsie verschrieben bekommen hat und die laut Hook seine Libido komplett lahmgelegt haben. Sie werden auch etwas in seinem Kopf angerichtet haben. Aber sie haben nicht geholfen gegen epileptische Anfälle auf der Bühne.
Es waren die späten 70er, man wusste weniger über die Neurotransmittersysteme als heute, die Medikamente waren so, als würde man mit einem Flammenwerfer einen Adventskranz anzünden. Vielleicht waren Curtis' Depressionen einfach eine Folge davon, dass die Ärzte sein ganzes Botenstoffsystem zerstört hatten. Die Witwe Deborah Curtis schreibt in ihrem Buch *Touching from a Distance*, dass seine Stimmungsschwankungen mit den Medikamenten schlimmer geworden sind. Und zitiert den Joy-Division-Gitarristen Bernard Sumner, der glaubt, dass die Medikamente Curtis umgebracht haben.
Die Affäre mit der Belgierin wurde sexuell nie vollzogen, schreibt Hook. Die beiden gingen gemeinsam auf Ausstellungen, ein Interesse, das die anderen Bandmitglieder nicht nur nicht teilten, sondern auf das sie herabsahen, als Intellektuellenscheiß. Gleichzeitig scheint Ian Curtis aber auch jemand gewesen zu sein, der Freude daran hatte, betrunken in Aschenbecher zu pinkeln und Bands, mit denen sie gemeinsam auf Tour waren, pubertäre Streiche zu spielen.
Wenn man es sich näher ansieht, ist nicht alles so klar, wie es mit sechzehn, siebzehn, achtzehn, neunzehn vielleicht schien. Die Dinge sind komplizierter, verworrener. Da ist nicht jemand nur traurig, da gibt es auch jede Menge andere Momente in seinem Leben.

Oder es ist doch so klar, wie es scheint, wenn man jung ist, aber man wird im Laufe des Lebens immer verwirrter und hält sich dabei nur für klüger. Und vielleicht, wenn es schlecht läuft, glaubt man mit sechzig, siebzig, achtzig wieder, dass man damals mit sechzehn doch richtig lag, aber unterwegs einfach den Fokus verloren hat.
Auch bei mir war es komplizierter. Ich habe nicht nur Joy Division gehört, sondern auch The Pogues. Wenn ich mal gute Laune hatte. Was möglicherweise nicht so selten war, wie ich heute glaube. Bei The Pogues hieß es:

There's nothing ever gained
By a wet thing called a tear
When the world is too dark
And I need the light inside of me
I'll walk into a bar
And drink fifteen pints of beer

Aber mir ging es deswegen nicht gut. Pogues halfen zu vergessen. Und ich würde heute sagen, dass das Leben eines Shane MacGowan trauriger ist als das eines Ian Curtis.
Dass es so viel Sonnenschein in mein Leben geschafft hat, hat sicher etwas damit zu tun, dass ich dorthin ging, wo es mich hinzog: zum Schreiben.
Aber Ian Curtis ist vielleicht auch nur dorthin gegangen, wohin ihn etwas gezogen hat. Vielleicht war die Musik auch eine Art Gefängnis, ein Ort, wo man ein verzerrtes Selbstbild zeichnet, dem man glaubt und dem man nicht mehr entkommen kann, weil man damit Erfolg hat. Eminem rappt: *They said I can't rap about being broke no more.*
Ich könnte sagen, dass älter zu werden geholfen hat. Ich könnte sagen, dass es nur altersgemäß ist, sich als Teenager nutzlos, unverstanden, nicht zugehörig zu fühlen. Ich könnte sagen, dass es hilfreich war, irgendwann nicht weiter nach Musik zu suchen, in deren Texten ich mich wiederfand. Vier Strophen reichten nicht mehr, um mein Leben auf den Punkt zu bringen.
Vielleicht hat das alles auch damit zu tun, dass ich nicht nur dem Schreiben, sondern zunächst auch einem Bild gefolgt bin,

das von außen vorgegeben war: das Bild des Künstlers, der an der Welt leidet und sich unverstanden fühlt.
Ich wollte gar nicht dazugehören. Ich wollte mich gar nicht verstanden fühlen. Ich wollte einsam sein. Ich wollte leiden. Ich wollte Schriftsteller werden. Ich hätte jedes Glück ausgeschlagen.
Doch ein Teil von mir ist in dieser Musik geblieben, in die ich damals versunken bin. Ein Teil von mir ist dort geblieben, und offensichtlich lese ich immer noch Bücher, die sich mit Joy Division beschäftigen. Ich finde schnell zu Schmerz und Trauer und Verzweiflung, wenn ich dorthin möchte. Aber ich kann meistens entscheiden, ob ich dahin will. Und wenn ich dort bin, kann ich stehenbleiben und es mir ansehen, ohne darin zu versinken.
Ein Teil von mir ist immer noch dort und er hilft mir, er hilft mir, in Kontakt zu treten mit Menschen, weil ich ihr Leid fühlen kann.
Wir leiden und wir wollen Vergessen. Oder Heilung. Das ist nichts Neues. Den Anderen schmerzt dieses Leben auch. Seien wir einfach freundlich. Nimm irgendjemanden in den Arm. Vielleicht Roger, wenn du ihn siehst. Sag ihm Danke von mir. Ich brauche den Schmerz nicht mehr. Ich habe ihn in der Musik gelassen.
Doch dafür musste ich sie erst finden.

VOM LEBEN GEZEICHNET

Am Anfang wären keine Geräusche mehr im Wald, wenn niemand da wäre, sie zu hören. Am Anfang wären die Meere und die Weiten des Urwalds nur noch blau und grün, damit sie auf den Satellitenbildern immer noch gleich aussähen. Doch es gäbe keine Tiere, kein Plankton, nicht mal Bäume oder Sträucher oder Farne, wenn kein Auge sie betrachtete. Am Anfang, Sparmaßnahmen. So könnte das Ende beginnen, nahezu unbemerkt.

Noch vor Professor Falkners Artikel im *New Scientist* hatte Elise den Eindruck, dass die Gegenstände an der Peripherie ihres Blickfelds an Kontur verloren. Das Phänomen war schwer zu fassen, denn sobald Elise die Ränder in den Fokus brachte, wurden die Konturen wieder klar. Sie zweifelte an ihren Augen, auch nach dem Besuch beim Augenarzt, der ihr ausgezeichnetes Sehvermögen bescheinigte.

Auf dem Weg nach Hause traf sie in der Tram ihre Schulfreundin Patricia, die erzählte, dass sie nun schon seit zwölf Jahren in einem Zen-Kloster in Kalifornien lebte. In der Schweiz war sie nur zur Beerdigung ihrer Mutter. Elise vergaß fast, ihr Beileid auszudrücken, denn irgendetwas an Patricia irritierte sie.

Fast zwanzig Jahre war es her, dass sie sich zuletzt gesehen hatten. Verstohlen musterte Elise Patricias Gesicht und fragte sich, ob das Klosterleben sie ein wenig ätherisch hatte werden lassen. Ihre Gesichtszüge schienen weniger deutlich als früher, leichter, fast schwebend. Da war keine Andeutung von Falten um die Augen oder Mundwinkel. Elise spürte ein Unbehagen, wenn sie Patricia so ansah, möglicherweise Neid um ihre glatte Haut.

Wochen später glaubte Elise zu verstehen, dass der Grund für ihr Unbehagen nicht Neid gewesen war, sondern die Tatsache, dass Patricias Gesicht irgendetwas fehlte. In der Regel wurde sie nur von wenigen Menschen gesehen, es war nicht notwendig gewesen, sie genauer zu zeichnen.

Viele hatten Vorahnungen gehabt, wahrscheinlich zu allen Zeiten. Die Esoteriker, die Spinner, die Weltuntergangspropheten. Wer kannte sie nicht, diese Theorien über den Maya-Kalender, das anbrechende Zeitalter des Wassermanns, das Ende des Kali-Yuga. Zeugen Jehovas, Katholiken, Siebten-Tags-Adventisten, Sunniten, Schiiten, orthodoxe Juden, reformierte Juden, die verschiedensten Gläubigen, die ihren Gott für den einzigen hielten, aber auch Zen-Buddhisten, tibetische Buddhisten, Hinduisten, Zoroaster, alle wussten von bevorstehenden Katastrophen zu berichten. Was für eine Bedeutung hatte dann eine Vorahnung Elises.

Als Professor Falkner an die Öffentlichkeit trat, ausgerechnet in einem populärwissenschaftlichen Magazin wie *New Scientist*, hatte er einen Ruf zu verlieren.

Er galt als einer der führenden Köpfe, wenn nicht als der führende Kopf der modernen Physik. Er hatte über verschränkte Teilchen geforscht, also über kleinste Elemente, die eine Verbindung miteinander einzugehen vermochten, die man nicht erklären konnte. Ein Teilchen konnte über eine beliebig große Entfernung den Zustand des anderen Teilchens erfassen, und zwar schneller, als die Lichtgeschwindigkeit es zuließ. Einstein hatte das einst als spukhafte Fernwirkung bezeichnet.

Professor Falkners Buch *Das Universum und unser Kosmos*, in dem er alle Erkenntnisse der Quantenphysik einem Laienpublikum verständlich zu machen versuchte, war ein Bestseller geworden. Und genau dieser Professor Falkner sagte nun, die Energie, die die Welt zeichne, nehme ab.

Er könne nicht sagen warum, und die Resultate seien nicht ganz eindeutig und kaum messbar, da die Energie immer dann im Normalbereich scheine, wenn man versuche, sie zu quantifizieren. Aber alles deute darauf hin, dass die Energie eine ihr innewohnende Intelligenz besitze, und man könne davon ausgehen, dass menschenleere Gegenden nicht mehr gezeichnet werden würden. Es würde in Zukunft auch weniger Blätter an Bäumen geben, weniger Haare auf den Köpfen der Menschen und im Fell der Tiere. Es würde weniger Ameisen geben und auch weniger Staub, weniger Reißzwecken, weniger Büroklammern, weniger Socken, weniger Kleingeld.

Die Energie, die die Welt zeichnet. Professor Falkner führte seine Theorie noch weiter aus, aber Elise begriff nicht, was er schrieb. Sie hatte schon früher die Erklärungen ihrer Eltern nicht verstanden. Was das Higgs-Feld war, wie es der Energie Masse verlieh. Man hatte die Higgs-Teilchen simplifizierend Gottesteilchen genannt, doch ihr Vater hatte versucht, ihr zu erklären, dass die Masse erst durch Wechselwirkung von Teilchen und Feld entstand. Dass das mit dem menschlichen Geist nicht zu fassen, aber mathematisch absolut korrekt sei.

Elises Vater war Norweger, ihre Mutter Ukrainerin, kennengelernt hatten sie sich in der Schweiz, beim Studium der Physik, die für sie mehr war als eine Wissenschaft, eine Leidenschaft, die sie zu ihrem Unglück verband. Ihre Mutter kam nach vierzig Jahren Ehe immer noch gerne ein wenig zu spät ins Theater, und ihr Vater stand immer noch gerne fertig angezogen und ungeduldig an der Haustür und schnappte nach der Gelegenheit, in Rage zu geraten. Gemeinsam trugen sie solche Missklänge durch den Alltag, ausdauernd und erbittert.

Elise hatte nie verstehen können, wie zwei Naturwissenschaftler so irrational sein konnten, wie sie so leidenschaftlich schreien und den Eigenheiten des anderen so wenig Verständnis entgegenbringen konnten.

Genauso wenig konnte Elise ihre Ausführungen zur modernen Physik verstehen. Oder ihre Verachtung gegenüber den Esoterikern, die die Quantenphysik für ihre Zwecke vereinfachten und bewusst missverstanden, wenigstens darin waren sie sich einig. Dass die Regeln der Quantenphysik sich dramatisch von den Naturgesetzen unterschieden, bedeute eben nicht, dass Naturgesetze ihre Gültigkeit verlören und spirituelle Weltbilder an Berechtigung gewännen.

Und nun war da also ein Teilchen, ein Feld, eine Welle, ein Gottesding, das die Welt zeichnete und das seine Kraft verlor, wie Falkner behauptete. Elise hätte gerne ihre Eltern gefragt, was sie davon hielten. Doch ihr Vater war vor zwei Jahren tödlich verunglückt, als er, gegen den Willen ihrer Mutter, seinen 65. Geburtstag in den Bergen beim Skifahren verbracht hatte. Fast zeitgleich war ihre Mutter in der türkischen Ägäis unter ungeklärten Umständen in einem Ferienhaus verbrannt.

Ein Teilchen, das die Welt zeichnete, diese Nachricht beherrschte tagelang die Schlagzeilen. Nach einer anfänglichen Panik gewann die Vernunft wieder die Überhand. Es gab Gerüchte über eine Demenz Falkners, und schließlich ging die Meldung den Weg aller Sensationen und Skandale: Sie wurde vergessen.

Elise, die an einen Zusammenhang zwischen Falkners Theorie und ihren Sehstörungen glaubte, suchte nach einer anderen Erklärung für die Phänomene. Patricias Gesicht, das unscharf gezeichnet gewesen war, die Peripherie ihres Blickfeldes. Bei ihren Urlaubsbildern auf der Festplatte hatte sie das Gefühl, dass Details fehlten. Ein indischer Junge hatte auf einmal kein Kajal mehr unter den Augen, am Straßenrand schienen weniger leere Plastikflaschen zu liegen, der Sadhu hatte noch weniger Zähne als in ihrer Erinnerung.

Elise zweifelte, sie zweifelte an ihrer Wahrnehmung, aber auch an ihrem Verstand und ihrem Gedächtnis. Doch abends, wenn sie allein zu Hause saß, löschte sie oft die Kerzen und versuchte, sich eine Kraft vorzustellen, die die Welt zeichnete.

Zunächst war da nur Leere, die sich bald füllte mit Wasser, mit Algen, mit Pflanzen, mit Lebewesen. Mit den Menschen kamen die Geschichten. Die Kraft hatte vielleicht Mythen gezeichnet, Erzählungen, in denen Gut und Böse klar getrennt waren, simple Erklärungen darüber, wie die Welt der Menschen entstanden war, wie Liebe, Zwist, Lust, Freundschaft, Krieg, Verbannung und Unglück über sie gekommen waren. Die Kraft hatte Freude an diesen Geschichten gehabt und die Menschen waren den Geschichten gefolgt. Je mehr die Kraft zeichnete, desto besser wurde sie. Man lernt die Dinge, indem man sie tut. Die Zeichnungen wurden subtiler, die Moral uneindeutiger, die Rollen durchlässiger, die Handlungsstränge verästelter, alles immer verwickelter und kaum mehr zu durchschauen. Immer neue Variationen von Glück, Einsamkeit, Verderben, Wonne, Pein und Fortschritt wurden gezeichnet. Die Energie rückte den Menschen immer weiter aus der Mitte der Erzählung.

Die Welt war vollständig gewesen mit all ihrem Leid, ihren Sorgen, ihren Rätseln, ihren ungeklärten Fragen und ihren Wundern. Alles war stimmig gewesen, auch wenn es nicht so aussah. Nun ließ die Energie Details aus. Bald würde sie zu Vereinfachungen greifen müssen, bald würden vielleicht viel mehr Menschen wie Patricia aussehen. Nicht mehr vom Leben gezeichnet. Alles, was nicht wichtig   , würde verschwinden.

Wieso sollten da Haare sein, Büroklammern, Blätter und Blüten? Tiere unter Wasser? Es konnten doch E-Mails verschwinden, alte Smartphones, gebrauchte Windeln, Atommüll, Liebeskummer, Aids.

Wer zuletzt gekommen war, konnte vielleicht als Erstes gehen. Bluetooth-In-Ear-Kopfhörer. Motorsägen. Massentierhaltung. Was war mit dem Geld der Reichen, warum konnte das nicht   ?

Elise lächelte. Sie erkannte sich als Romantikerin. Sie wollte alles in Gut und Böse unterteilen und das Böse mindern. Doch die Kraft, die das Leben zeichnete, hatte über Jahrtausende gezeigt, dass eine solche Einteilung nicht möglich war.

Falkner hatte wahrscheinlich recht, es würde zuerst die Büroklammern treffen, die Schlüssel und die Schnuller. Die Kraft würde sich nicht wertend erschöpfen. Doch wie würde die Welt zu einem Ende , wenn die Kraft versiegte? Würden sich immer mehr Menschen mit der Idee , dass sie gezeichnet ? Würde nicht Raum entstehen Fantasie die Leerstellen ? Würde gegen Ende etwa eine Art Erleuchtung ? Kosmischer Witz. Lachen aus einer noch unmanifestierten Gebärmutter Wellen eines Lachens Wellen Knall Laut Klang

GESCHICHTE OHNE PAPIER

Gott hat die Menschen erschaffen, aber er hat ihnen keine Geschichte gegeben und keine Papiere. Die Geschichte muss jeder selbst finden und nicht jeder kann entscheiden, welche er erzählen möchte.

Salim kennt seine Geschichte. Sie gehört ihm, obwohl jedes Wort gelogen ist, ausgedacht, auf Wirkung angelegt. Attila kennt seine Geschichte nicht, doch er wird nicht nervös, als hinter ihnen Stopp, Polizei aufleuchtet. Attila vertraut auf das Papier, auf das Plastik, auf die Hologramme, die Chips. Er fährt den schwarzen 3er-BMW rechts ran und bremst.

Die Polizisten steigen aus. Der, der direkt zur Fahrertür geht, hat ein kantiges Gesicht und mag Anfang vierzig sein. Der andere ist deutlich jünger und seine schlaksigen Glieder scheinen etwas zu lang für seinen Körper. Unter der Schirmmütze schaut ein blonder Pferdeschwanz hervor.

Danbury war kein Gefängnis, es war eine Verbrecherschule. Ich ging mit einem Vordiplom in Marihuana rein und kam mit einem Doktor in Kokain wieder raus.

Attila zitiert aus Filmen und aus Straßenrap-Tracks, Sprüche, die er für Zusammenfassungen seines Lebens hält, für Beschreibungen der Welt, in der er lebt. Zwischen den Zitaten bleiben Lücken, die er mit Bildern füllt, aber auch zwischen den Bildern bleiben noch Lücken.

Attila und seine Kumpels lachen oft darüber, wie er Salim erklärt hat, dass er für seine Geschäfte im Internet absolut anonym bleiben muss, wie er von VPN erzählt hat, von Proxys, von Tails als Betriebssystem, von virtuellen Maschinen, von

einem dreifachen Schutz, wenn der Internetanschluss auf einen falschen Namen läuft.
– Warum brichst du nicht einfach irgendwo ein und benutzt da den Computer?, hat Salim gefragt, dann kann niemand nachverfolgen, wer du bist.
– Ich glaub's kaum, amınakoyim, weißt du, wie oft ich dann in fremde Wohnungen müsste, so vom Einbruch her? Alter, hast du eine Ahnung, was ich hier mache? Kundenakquise, Bestellungen entgegennehmen, Bezahlungen abwickeln, verschlüsselt chatten, Tracking für vermisste Lieferungen herausgeben. So vom Verständnis her hast du null Peilung von der Arbeit. *Kommt mit nem Messer zu ner Schießerei.* Ich kann doch nicht die Nächte in eingebrochenen Wohnungen verbringen und die zurauchen. Und das Risiko: Einbruch. Ich versuche, dir zu erklären, wie ich das Risiko ausschalte, Köpfchen, mein Freund, man braucht Köpfchen, um Para zu machen. Denken ist keine so einfache Sache, das könnte bei dir Schaden anrichten.
Attila hat keine Drogen im Haus, außer zum Eigenkonsum. Er verkauft nur über das Internet, keiner seiner Käufer hat ihn je gesehen. Er bietet die Waren auf DreamMarket an, einer Seite, die als Amazon des Drogenhandels gilt. Doch eigentlich ist es eher eine Art eBay, wo Anbieter und Käufer direkt zusammenfinden. Attila lädt sein Angebot hoch, mit Bildern, die beweisen, dass er im Besitz der Ware ist, er nimmt Bestellungen entgegen und leitet sie weiter an seine Läufer. Salim ist einer von ihnen. Salim holt Adressen und Bestellmengen bei Attila, geht ins Depot, packt dort die gewünschten Drogen ab und gibt die Sendungen dann bei der Post auf. Oder bei einem anderen Versanddienstleister. Je nachdem, was Attila ihm aufträgt.
Attila hat Ausweise gekauft, auf derselben Seite, auf der er auch seine Drogen anbietet, einen rumänischen Führerschein und einen rumänischen Personalausweis, beides mit seinem eigenen Foto, aber einem anderen Namen. Für 350 Euro.
Den Führerschein benutzt er, um Auto zu fahren. Mit dem Personalausweis hat er sich identifiziert, als er online ein Kon-

to eröffnet hat. Nun hat er ein Bankkonto, das sich nicht zu ihm zurückverfolgen lässt und das er dazu benutzt, die anonymen Bitcoins, mit denen er auf DreamMarket bezahlt wird, zu Bargeld zu machen. Läufer wie Salim ziehen regelmäßig an verschiedenen Bankautomaten Geld von diesem Konto.

Attila geht davon aus, dass das Konto irgendwann gesperrt werden könnte, und weiß von einer Möglichkeit, in Tschechien ein Konto zu eröffnen, um die Sache für die Strafverfolgungsbehörden noch undurchsichtiger zu machen. Er regelt seine Geschäfte, hört Musik und sieht Filme. Sein Haschisch preist er im Internet als Jacobs Krönung des THC an.

Attila ist einer der Topseller auf DreamMarket, Kunden geben ihm beste Bewertungen, was seine Freundlichkeit, die Qualität seiner Ware, seine Zuverlässigkeit, die doppelt vakuumierte Verpackung, die fehlende Ertastbarkeit der Drogen, die Geschwindigkeit des Versands angeht. Attila hält sich für einen richtigen Gangster, einen, der nie erwischt wird, weil er einfach zu clever ist. Von 1809 Bewertungen sind 1748 positiv. Er ist beliebt, doch er hat keine Geschichte. Er weiß nicht, wer die Regeln macht. *Für Gerechtigkeit müssen wir zu Don Corleone*, das ist seine Welt.

Man kann eine Geschichte nicht anziehen wie einen Anzug, nicht mal wie einen Maßanzug vom besten Schneider der Stadt. Die Geschichte muss dein einziger Besitz sein. Nach dieser Geschichte wird Gerechtigkeit gesprochen. Sie muss das Einzige sein, was man dir nicht nehmen kann.

Attilas Arme sind tätowiert bis zu den Handgelenken, Behauptungen einer Freiheit. Salim bemerkt den Blick des Polizisten, als Attila seinen Führerschein rausholt.

Attila glaubt, was er sieht, liest und hört, wenn es nur gegen das System ist, wenn es nur von Rebellen stammt, von Gegnern, von Ausgegrenzten, von Gesetzlosen, von Menschen, die sich nichts erzählen lassen. Er braucht die Geschichten der anderen.

Es gibt Drogen im Internet, Ausweise, Führerscheine, Meldebestätigungen, Pornografie, es gibt Fluchtwege, Bombenbauanleitungen, Foren für Kriminelle, Hasskommentare, schlechte Manieren, Linke, Rechte, Esoteriker, Bilder, Bilder, noch mehr Bilder, Videos, Musik, Kommentare, Bücher, Schals, Mützen, Waschmaschinen, Waffen und Weihnachtssterne, aber es gibt keine Geschichten. Sie werden nicht angeboten. Eine Geschichte muss dicht sein, da darf keine Frage ein Loch reißen.

Der Polizist besieht sich den Führerschein und sagt:

– Probleme mit der MPU gehabt?

– MPU?

– Medizinisch-Psychologische Untersuchung, zur Beurteilung der Fahreignung.

– Nein, antwortet Attila, nie gehört.

– Warum haben Sie einen rumänischen Führerschein?

– Weil ich in Rumänien gewohnt habe, als ich ihn gemacht habe.

– Was hat Sie nach Rumänien geführt?

– Ich habe eine Tante dort.

– Was haben Sie bei dieser Tante gemacht?

– Gewohnt. Ich wollte etwas sehen von der Welt. Von Europa.

– Wo in Rumänien haben Sie denn gewohnt?

– Bukarest.

Es ist nur die Polizei, die die Fragen stellt. Sie wissen nicht, wo die Lücken der Geschichte sein könnten. Salim bemerkt, wie Attila mit dem kleinen Finger immer wieder übers Lenkrad streicht.

Die Geschichte muss groß genug sein, damit dich niemand dahinter sehen kann. Salim hat seine Geschichte gelernt, er könnte sie fehlerlos erzählen, wenn man ihn nachts weckt. Es könnte ein Polizist sein, ein Richter, ein Staatsanwalt oder seine Mutter, Salim könnte verliebt sein, erfahren, dass sein Bruder gerade gestorben ist, weil Salim nicht zahlen konnte, er könnte betrunken sein oder zu Tode erschrocken. Immer könnte er seine Geschichte erzählen.

Es ist nicht seine Geschichte, natürlich nicht. Über die Geschichte bestimmen immer die auf der anderen Seite. Das gehört zu den Dingen, die Attila nicht versteht, glaubt Salim. Die auf der anderen Seite glauben an ihre Fragen und an etwas, das sie nur deshalb Wahrheit nennen, weil sie nie daran zweifeln.

Salim liegt seit Wochen auf dem Stockbett und lernt die Geschichte auswendig. Er erfindet Details, er geht den Motiven bis in die kleinste Verästelung nach, er sucht nach Fehlern, er bereitet sich auf Fragen vor, er zieht diese Geschichte an wie eine zweite Haut, unter der er hier leben kann. Wie viele Geschwister hat er? Wie heißen sie? Wann haben sie Geburtstag? Wo leben sie? Wie heißen seine Eltern? Wo sind sie? Wo ist er zur Schule gegangen? Wie heißen seine Schulfreunde? Wo hat er Fußball gespielt? Wo ist er im Kino gewesen? Was für Musik hört er gerne? Welche Bücher kennt er? Was hat er die letzten vier Jahre gemacht? Wie ist er in Deutschland gelandet? Welche Route hat er genommen? Mit wem war er unterwegs zusammen? Er liegt auf dem Stockbett, denkt sich Fragen aus und lernt seine Antworten auswendig.

– Erklären Sie sich mit einem Alkoholatemtest einverstanden?

– Ich trinke nicht.

– Nicht mehr? Also doch MPU?

Der Polizist mit dem Pferdeschwanz ist vorne um das Auto herumgegangen und bedeutet Salim, das Fenster runterzulassen.

– Nein, Moslem, sagt Attila.

– Ich kenne genug Moslems, die trinken. Sind Sie also einverstanden?

– Ein rumänischer Moslem, sagt der blonde Polizist nun.

– Ich bin kein Rumäne, antwortet Attila, ich habe dort nur den Führerschein gemacht.

Salim denkt an Attilas rumänischen Personalausweis. Und daran, dass er vielleicht noch eine Geschichte brauchen wird, um zu erklären, warum er in diesem Auto sitzt.

– Ihren Ausweis bitte, sagt der Polizist zu Salim.

Salim gibt ihm seinen syrischen Pass und die Aufenthaltsgenehmigung.

Syrische Pässe sind leicht zu haben, wenn du genug Geld hast, Syrien um die Ecke ist und du die richtigen Leute kennst. 500 Euro hat ihn dieser Pass gekostet, 500 Euro, von denen er 300 noch zurückzahlen muss, für einen Pass, der echt ist, mit einem Foto, das ihn zeigt. Name und Geburtsdatum stimmen nicht, aber das ist schnell gelernt. 500 Euro für den Pass, 2.000 Euro für den Schlepper. Aber beides ist nichts wert ohne Geschichte. Die Geschichte, die das Papier nicht erzählt, ist die wichtige. Seine tatsächliche Geschichte interessiert niemanden. Ein Türke, aus einem Dorf in der Provinz Hatay, nahe der syrischen Grenze. Neunzehn Jahre alt, ältester Sohn einer Familie arabischer Alewiten, die seit Generationen türkische Pässe haben. Spricht Arabisch. Die Familie ist arm. Armut ist, nicht satt zu werden und zu acht in einem verfallenden Haus zu wohnen ohne Geld zum Heizen. Armut heißt, beide Kühe zu verkaufen und vier der Ziegen und immer noch den Zweitältesten als Bürgen zurückzulassen, damit man sich einen Pass und eine Überfahrt leisten kann. Armut heißt, in einem Gebiet zu leben, das von Krieg gezeichnet ist. Armut heißt, keine medizinische Versorgung zu haben, kein fließend Wasser, nur unregelmäßig Strom. Armut heißt, um sich herum nur Armut zu sehen, aber auch die Bilder aus den Filmen. Und das ist nur die Armut. Da sind noch die Ausgangssperren, die Gewalt, die Bomben, die Anschläge, die Krankheiten, die Abszesse, die Verstümmelungen, die Schreie. Wohin hätte er sonst gehen können? Nach Istanbul, um dort auf dem Bau zu arbeiten wie fast die gesamte Jugend aus dem Osten des Landes? Um dann in einen nicht gesicherten Fahrstuhlschacht zu fallen oder von einem Stahlträger erschlagen zu werden?
Armut heißt, Geschichten zu hören, Geschichten vom Reichtum, Geschichten von Europa. England ist gut für Intellektuelle, Skandinavien unterstützt Familien und Studenten. Salim hat die Grundschule abgeschlossen. Deutschland eignet sich für Arbeiter und Leute, die Geld sparen wollen, weil Deutschland eine große Fabrik ist.
– Wo wohnen Sie?

– Wohne? Herkulesstraße, sagt Salim.
Der Polizist mit dem Pferdeschwanz beugt sich weiter runter und sieht Attila an.
– Wo in Bukarest haben Sie gewohnt?
Attila zögert nur kurz und sagt dann:
– In der Nähe der Deutschen Schule.
– Wie heißt Ihre Tante denn?
Er braucht zwei ganze Sekunden für die Antwort.
– Zlatka Ibrahimova.
– Wie lange fliegt man eigentlich nach Bukarest?
– Weiß ich nicht mehr, ist ein bisschen her, so zwei, drei Stunden von der Flugzeit her.
– Und wie weit ist es vom Flughafen bis zur Innenstadt?
– Was soll das hier werden? Ein Entfernungsquiz, oder was?
Salim kann nur wenig Deutsch, mit Attila unterhält er sich auf Türkisch, doch er glaubt zu verstehen, was hier gerade passiert. So sind sie, die auf der anderen Seite, sie wollen dir die Geschichte nehmen. Beim Asylantrag fragen sie, wie weit es von Dimashq nach ash-Sham ist, wer nicht weiß, dass beides Namen für Damaskus sind, kann kein Syrer sein. Sie fragen nach Kinos, nach Straßennamen, nach Denkmälern, sie haben Menschen, die die arabischen Dialekte auseinanderhalten können. Alles ist darauf ausgerichtet, dir deine Geschichte zu nehmen. Alles ist darauf ausgerichtet, dass du lernst, die Geschichte zu erzählen, die in ihren Ohren richtig klingt.
Es geht nicht um Papier, um Hologramme, um Stempel und Unterschriften, es geht um die Geschichte, die nirgendwo geschrieben steht.
– Nun werden Sie hier mal nicht frech, sagt der Polizist auf der Fahrerseite. Erklären Sie sich mit einer Urinprobe zur Drogenkontrolle einverstanden?
– Wie jetzt? Auf einmal Pisstest? Ich mache hier gar nichts mehr, so von meiner Bereitschaft her. Ich kenne meine Rechte.
– Dann wissen Sie auch, dass wir Sie mit auf die Wache nehmen können, für eine Blutkontrolle.

– *Das System ist wie Billard in meinem Block, am Ende wird der Schwarze vom Weißen eingelocht*, sagt Attila. Was ist denn mein Verbrechen? Schwarze Haare zu haben? Nicht blond zu sein? Einen 3er zu fahren? Was behelligen Sie unschuldige Menschen? Warum haben Sie uns überhaupt angehalten? Schauen Sie mich an, sehe ich etwa so aus, als hätte ich Drogen konsumiert?
– Ja, sagt der mit dem kantigen Gesicht, Verdacht auf Drogenkonsum. Und Verdacht auf Urkundenfälschung, ich behalte den Führerschein ein. Lässt sich ja nachvollziehen, wann Sie in Bukarest gewohnt haben wollen. Steigen Sie bitte aus.
– Das ist doch nicht Ihr Ernst jetzt. Ich habe nichts getan. Sie werden sehen, wie Sie sich blamieren. Wollen Sie wirklich um diese Uhrzeit eine richterliche Anordnung erwirken? Lassen Sie doch gut sein. Ich puste auch gerne, wollen wir uns darauf einigen?
– Steigen Sie aus.
– Ich bitte Sie, jedes Mal, wenn Sie einen Schwarzkopf in einem teuren Auto sehen, können Sie doch nicht…
– Steigen Sie aus, sagt der Mann und öffnet die Tür.
– Glauben Sie nicht, dass wir eine andere Lösung finden können?
– Aussteigen.
– Ich hätte gerne Ihre Dienstnummer.
– Ich sage es ein letztes Mal: Steigen Sie aus.
Salim hält seine Finger und Füße ruhig, während Attila aussteigt. Wenig Deutsch zu können gibt ihm Zeit, sich zu überlegen, warum er in diesem Auto sitzt, falls er gefragt werden sollte.
Die Größe eines Mannes wird an der Zahl seiner Feinde bemessen, sagt Attila oft. Die Größe eines Mannes wird an seiner Fähigkeit gemessen, Geschichten zu erzählen, glaubt Salim. Doch möglicherweise irren sich beide, und es kommt nicht auf die Geschichte an, sondern darauf, wer sie erzählt.
Fast ein Jahr nach der Polizeikontrolle steht Attila vor Gericht, Fahren ohne Fahrerlaubnis und Urkundenfälschung. Der An-

walt, der eine Geschichte für ihn erzählt, ist teuer, und Attila kommt mit 25 Tagessätzen davon.

Fast zwei Jahre nach der Polizeikontrolle steht auch Salim vor Gericht. Sein Problem war nicht die Geschichte, sein Problem war das Geld. Das Geld, mit dem er die Schulden zurückzahlen musste, um seinen Bruder freizukaufen, das Geld, das er danach für einen Anwalt sparen möchte. Für den Fall, dass der Bürgerkrieg in Syrien irgendwann ein Ende finden sollte und sie ihn dann zurückschicken wollen. Salim ahnt, dass es dann nicht nur auf seine Geschichte ankommen wird, sondern auch darauf, wer sie erzählt.

Salim hat damit gerechnet, dass er eine gute Geschichte braucht, aber er hat nicht mit der Razzia am Depot gerechnet. Er hat nicht damit gerechnet, dass er wegen Drogenhandels verurteilt wird, und nicht damit, dass das Gefängnis für ihn keine Verbrecherschule wird, sondern ein Ort des Verhängnisses. Seine Geschichte ist für die Welt da draußen gemacht, nicht für das Gefängnis, er findet keinen Anschluss und die Geschichte bekommt schnell Lücken und Risse. Sowohl Araber als auch Türken schneiden ihn, für die einen ist er ein Verräter, für die anderen ein Schmarotzer, der von ihrem Leid profitieren will. Salim ist auf diesen Ort nicht vorbereitet, er hat kein Vordiplom in Marihuana, er weiß nicht, ob es ein Araber, ein Türke, ein Deutscher oder ein Russe ist, der ihn schließlich denunziert, seine Geschichte als Lüge entlarvt. Er geht nachts mit dem Wort Abschiebung im Kopf ins Bett und steht mit dem Wort wieder auf.

Wenn die Geschichte dich am Ende nicht sicher auf die andere Seite gebracht hat, sondern du in einem Flugzeug abgeschoben wirst, stirbt sie. Grenzen werden nicht von Menschen gemacht, sondern von den Geschichten, die sie glauben.

LETZTE WÜNSCHE

Maja machte eine Liste. Sie wollte noch mal schwimmen im offenen Meer. Sie wollte noch mal nach Chile, wo sie als Zehnjährige mal einen Monat mit ihrem Vater verbracht hatte. Sie wollte in einem Ballon fliegen. Sie wollte diesen Film noch mal sehen, in dem der Held der Hauptdarstellerin immer wieder versicherte, wie sehr er sie liebe. In der deutschen Synchronfassung, in der ihr Ex-Mann den Helden sprach.

Nach der Trennung hatte sie den Film häufig gesehen. Sie hatte im Kino die Augen geschlossen und sich vorgestellt, er würde sie meinen. Als es den Film auf VHS gab, hatte sie ihn gekauft und die Stelle hatte später geflackert vom vielen Gucken. Sie zögerte, bevor sie diesen Wunsch auf die Liste setzte. Sie würde Florian erklären, dass sie die letzten vierundzwanzig Jahre nicht viel an Markus gedacht hatte. Dass sie einfach den Film noch mal sehen wollte, mit offenen Augen, dass sie sich verabschieden wollte von der Vorstellung, er würde sie meinen. Dass sie diese vielen Stunden im Kino jetzt loslassen würde. Sie war sich sicher, Florian würde es verstehen.

Sie wollte ihre Schwester Ella noch mal sehen, die zwei Jahre jünger war. Ella hatte immer alles besser gemacht als sie. Schneller laufen gelernt, schneller sprechen gelernt, schneller lesen gelernt, besser im Rechnen gewesen. Besser Volleyball gespielt. Besseren Abischnitt gehabt. Als sie angefangen hatte zu joggen und dann einen Marathon gelaufen war, hatte Ella im nächsten Jahr auch einen absolviert und Majas Zeit um ganze siebzehn Minuten unterboten. Ihre erste Ehe hatte gehalten. Ihr erstes Kind hatte sie nicht in der achten Woche verloren. Von ihrem ersten Job war sie nicht gefeuert worden.

Sie hatten sich seit vier Jahren nicht gesehen, seit der Beerdigung ihres Vaters, doch nun wollte Maja Ella in den Arm nehmen. Alles vergessen. Sie noch einmal halten, als wäre sie auf dem Spielplatz hingefallen, sie noch einmal spüren, als würden sie nebeneinander auf dem Sofa sitzen und einen Film gucken. Es fühlte sich alles anders an, wenn man wusste, wie begrenzt die Zeit war. Dabei war sie immer begrenzt, für alle, aber alle lebten immer so, als hätten sie einen Vorrat, den sie jederzeit auspacken konnten, wenn es eng wurde. Aber es war immer eng, niemand hatte einen Vorrat, und so eine Diagnose konnte jeden treffen.

Zwei Wochen später war sie bereits Ballon geflogen, war im Meer geschwommen, hatte mit Florian den Film gesehen, hatte an einem Wochenende Ella besucht. Sie war gemeinsam mit Florian gefahren, mit dem Auto, immer er am Steuer, 700 Kilometer. Maja hatte Zeit gehabt, einige ihrer Lieblingsalben zu hören, auch die, die sie seit Jahrzehnten nicht mehr gehört hatte. Sie hatte geredet, erzählt und geweint.

Mit Ella war es schöner gewesen, als sie es sich vorgestellt hatte. Als sie die 700 Kilometer wieder zurückfuhren, fragte Maja sich, ob es daran lag, dass hier zum ersten Mal etwas war, das Ella nicht unbedingt besser machen wollte.

Am nächsten Tag saßen sie im Flugzeug. Florian vertiefte sich in einen Sprachführer für Spanisch, Maja sah aus dem Fenster. Das Blau, die Wolken, die Berge, ihr fiel ein, wie sie sich als junge Frau mal gewünscht hatte, Machu Picchu zu sehen. Sie schlug ihr Tagebuch auf, sie wusste nicht, wie viele leere Seiten am Ende bleiben würden. Sie blätterte zur letzten Seite und schrieb Machu Picchu. Angkor Wat hatte sie auch noch nie gesehen. Sie schrieb es darunter. Und sah wieder aus dem Fenster. Nach Nepal oder Indien oder Tibet hatte sie nie gewollt, der Himalaya hatte sie nie angesprochen, genauso wenig wie die Alpen oder der Brocken. Oder die Rocky Mountains. Aber Kilimandscharo, das hatte immer nach Abenteuer geklungen, nach einer Welt, an deren Pforte sie gerne mal gestanden hätte.

Sie war nie auf Berge gestiegen und sie wusste, sie würde nicht die Kraft haben, den Gipfel zu erklimmen, aber diese schneebedeckten Höhen sehen, die Luft riechen, das Spiel der Farben bewundern, das konnte sie.
Sie blätterte eine Seite zurück und sah sich die Zahlen dort an. 500 für eine Ballonfahrt für zwei Personen, 800 Euro, um ans Mittelmeer zu fliegen, 3.200 für eine Woche Chile für zwei. Was würde es kosten, von dort nach Peru zu fliegen und Machu Picchu zu sehen? Sie schrieb einfach noch einmal 2.000 auf. Kilimandscharo, vielleicht 3.000. Angkor Wat noch mal so viel, großzügig gerechnet.
Dann blieben ihr von ihren Ersparnissen immer noch gut 23.000 Euro. Martina war fast fertig mit dem Studium und würde übernommen werden von der Agentur für Kommunikationsdesign, in der sie bereits Teilzeit arbeitete. Jörg war bei der Versicherung und verdiente dort nicht schlecht. Die Kinder brauchten ihr Geld nicht und Florian hatte eigene Ersparnisse. Sie brauchte auf niemanden Rücksicht zu nehmen. Vielleicht konnten sie erste Klasse nach Peru fliegen.
Sie drehte sich zu Florian und fragte ihn, ob er sich vorstellen könnte, seinen Urlaub zu verlängern, und er nickte, ohne zu zögern. Mit einem leichten Lächeln. Wohin?, wollte er wissen und lächelte dann breiter. Auch er war noch nie in Machu Picchu gewesen, in Angkor Wat oder am Kilimandscharo.

Drei Wochen später am Fuß des Berges hatte sie auf einmal das Blau vor ihrem inneren Auge, das sie nur auf Bildern gesehen hatte, das Blau der Küste Kroatiens. Florian hatte noch Urlaubstage.
Als sich eine weitere Woche später das Blau über ihre Augen in ihr Inneres legte und sie glaubte, selber so blau und weich und weit wie das Wasser zu werden, fragte sie sich, ob sie ihr Leben genug genossen hatte. Ob sie sich jedes Mal am Meer so dieser Weite hingegeben hatte oder ob sie zu oft abgelenkt gewesen war. Doch dann lachte sie.
– Florian, sagte sie, ich schwimme noch mal im Meer. Ein

weiteres Mal nach dem letzten Mal. Das Leben beschenkt mich und ich genieße es, jetzt so kurz vor Schluss. Sie legte ihren Kopf an seine Schulter und sie glaubte, er würde lächeln, so wie sie lächelte.

Abends weinte sie manchmal, er weinte selten, noch seltener weinten sie zusammen.

– Danke, sagte sie.

Sie fühlte sich noch weicher als sonst.

Zurück in Hamm machte sie eine Liste mit Büchern und Filmen, die sie in den verbleibenden Wochen noch lesen und sehen wollte. Sie gingen oft essen, drei, vier Abende in der Woche, immer in dieselben drei Restaurants. Sie hielten Händchen auf Tischen, auf denen Weingläser mit guten Weinen standen.

Sie schufen eine Welt, in der jeder Augenblick zählte, alles war Verbindung, Genuss, Befriedigung und Freude. Sie schufen eine Welt, in der man sich ganz fühlen konnte, heil. Heil und bereit, bereit zu sehen, was auf der anderen Seite war.

Sie wollte im Wald bestattet werden, und sie machten lange Waldspaziergänge, während die Blätter sich verfärbten. War dieses Farbenspiel jedes Jahr so wundervoll?

Oft kam Trauer beim Spazierengehen, Trauer und ein Schmerz, der in ihren Knochen zu sitzen schien oder noch tiefer. Da war auch Angst. Und Wut. Unbändige Wut. Es schien ihr ungerecht, dass sie gehen musste, während alle anderen weiterleben durften. 63, das war noch nicht alt. Sie fühlte sich betrogen um viele ruhige Jahre und sie sagte sich, dass sie ja im Wald war, in der Natur, dass sie sich Wünsche erfüllt hatte, dass sie mit Florian zusammen war, dass ihre Kinder häufig kamen, um Zeit mit ihr zu verbringen, dass sie klar im Kopf war.

Der Schmerz über das Ende war unausweichlich, dem war jeder irgendwann ausgesetzt und wer wollte bestimmen, dass ihres zu früh war? Sie wollte nicht leiden, nicht wüten, nicht aufbegehren.

Geh nicht gelassen in die gute Nacht, verfluch den Tod des Lichts mit aller Macht, hieß es in dem Gedicht, doch sie wollte sanft gehen, in Frieden. Der Schmerz war unausweichlich, doch das Leiden wollte sie mindern.

Florian und sie schliefen häufiger miteinander, als sie es in den letzten Jahren getan hatten, und sie hatte den Eindruck, als habe auch er noch mehr zärtliche Geilheit in sich, als er vermutet hatte.

Es wurde langsam Winter und sie lebte noch. Sie sagte, sie wolle nicht im Winter sterben, sie wolle noch sehen, wie es wieder lichter wurde. Und sie wollte vor Weihnachten die Alhambra noch mal sehen und in ein Spa-Hotel in Schweden, Schnee und Sauna und Massagen.

Und dann Weihnachten, ihr letztes, im Kreis ihrer Lieben.

An manchen Morgen war sie zu schwach, um aus dem Bett zu kommen. Gegen die Schmerzen gab es Ampullen, gegen die Müdigkeit kam sie nicht an. Florian meldete sich dann krank oder nahm einen weiteren Tag Urlaub. Er brachte ihr Ingwertee ans Bett, Kaffee, Kekse, buk den Schokoladenkuchen aus Mandelmehl, den sie so gerne mochte, und auch wenn sie meist nur wenig davon aß, sie freute sich.

Wenn sie müde war, kam die Angst. Ein ganzes Leben konnte man Hoffnung in die Zukunft richten und nun stand sie vor dem Ungewissen. Wenn sie müde war, wollte sie nicht sanft gehen, sie wollte gar nicht hinein in dieses Unvorstellbare. Wenn sie müde war, wurde sie noch müder, weil sie sich klammerte an das bisschen Leben, das ihr geblieben war. Wenn sie müde war und sich nicht ablenken konnte, war da Angst, war Wut, war Verzweiflung und sie verfluchte den Tod des Lichts. Sie schlug mit der flachen Hand gegen Wände, sie schluchzte auf Knien, sie war versucht, an Gott zu glauben, damit sie ihm die Schuld geben konnte. Sie hatte gesund gelebt, gut gegessen, aber nicht zu viel, sie hatte sich bewegt, sie hatte ihre Bedürfnisse nicht unterdrückt, sie hatte nicht Groll in sich hineingefressen. Es war ungerecht und obwohl sie müde war, wurde sie manchmal wütend wie ein Kind. Sie

wollte auf dem Rücken liegen und mit Armen und Beinen strampeln und schreien.
Doch es gab immer wieder Wochen, in denen sie Kraft hatte und in denen sie ihrer Liste Punkte hinzufügte. Manchmal kleine. Noch einmal einen Burger von Bürgerland essen. Manchmal größere. Noch mal in den Louvre gehen. Noch einmal in Antwerpen durch die Altstadt spazieren.
Wenn sie es schaffte, lenkte sie sich mit Ideen zu letzten Aktivitäten ab, und wenn sie genug Kraft hatte, setzte sie sie um. Mit Florian an ihrer Seite, der seine warme Hand oft tröstend auf ihre legte.
Sie gingen seltener essen. Sie saßen häufiger mit einer Karaoke-App vor dem Fernseher und sangen Lieder. Sie weinte bei *Can't help falling in love*, sie weinte bei *Blueberry Hill*, sie weinte bei *Fairy Tale of New York*, sie weinte bei *You are like a hurricane* von Neil Young. Wenn sie nicht weinte, hörte sie sich hinterher die Aufnahmen an und weinte dann, weil ihre Stimmen so schön harmonierten, dass sie glaubte, mit ihrem Gesang könnten sie die Dunkelheit vertreiben.
Sie starb nicht im Frühling, sie starb auch nicht im Sommer, auch wenn sie an den heißen Tagen manchmal wochenlang im Bett lag und weder die Kraft noch die Klarheit hatte, an letzte Wünsche zu denken. Auch wenn die Angst an manchen Tagen alles andere verschluckte.
Die Ärzte waren davon ausgegangen, dass sie weniger Zeit hatte, doch Ende Juli, am Jahrestag ihrer Diagnose, saßen alle noch einmal zusammen, auch ihre Schwester war gekommen, und Maja sagte, dass es ein tolles Jahr gewesen sei, in dem sie noch so viel hatte machen können. Dass es vielleicht die Wünsche gewesen waren, die ihr erlaubt hatten, ihre Zeit hier zu verlängern, diese Ziele, die sie sich noch gesetzt hatte. Sie erzählte, wie dankbar sie war, und am Ende hatten alle Tränen in den Augen.
Es war bereits November, als sie schließlich ging, unter ihrer Lieblingsdecke, nackt, zu Hause, so wie sie es sich gewünscht hatte, aber röchelnd und mit verkrampften Händen.

Es war Februar, als Florian beim Therapeuten saß und sagte:
– Ich fühle nichts. Auch keine Trauer. Ich habe mich verloren irgendwo und ich finde mich einfach nicht wieder.

PRÜFUNG

Damals habe ich geglaubt, ich habe alles richtig gemacht. Ich war noch jung. Die anderen haben mich bewundert für meine Entschlossenheit und meinen Mut. Auch deswegen dachte ich, es sei eine gute Entscheidung gewesen.

Wir waren bei meiner Schwester, es war der letzte Dienstag im Juni, alle hatten Ferien und alle waren in der Stadt, meine Schwester Sibel mit ihrer Familie, mein Bruder Ekrem mit seiner Familie und wir.

Insgesamt waren wir vierzehn, sechs Erwachsene und acht Kinder. Meine Schwester und ihr Mann hatten damals die größte Wohnung, 140 Quadratmeter, aber sie hatten als Einzige von uns vier Kinder. Necla, ihre Erstgeborene, hatte am übernächsten Tag ihre Aufnahmeprüfungen für die Universität. Sie war eine gute Schülerin gewesen und hatte nun schon seit Monaten täglich für diese Prüfung gelernt, sie wollte Architektin werden.

Necla war die Älteste unter den Kindern und sollte nach dem Essen ein Auge darauf haben, dass die anderen nicht zu wild durch die Zimmer tollten. Insbesondere die dreizehnjährigen Zwillinge meines Bruders neigten dazu, Geschirr, Vasen und Möbel zu Bruch zu bringen.

Ich kann mich noch an das Essen erinnern, aber das können wahrscheinlich alle. Linsensuppe, dicke Bohnen, Reis, Bulgur, gefüllte Auberginen, Bratpaprika mit Knoblauchjoghurt, Lammhaxe, gefüllte Weinblätter, Kartoffelauflauf mit Hackfleisch, Tabuleh, Salat, Fladenbrot. Seit dem Vormittag hatten wir zu dritt in der Küche gestanden, gekocht, gebraten, geschwatzt.

Meine Schwester sagt immer Kleines zu mir, sie ist fast zehn Jahre älter als ich, und mein Bruder ist nur ein Jahr nach ihr geboren.
Ich war die Nachzüglerin und ich war immer aufgefallen, weil ich mich von klein auf viel mehr traute als meine Geschwister. Ich war auch mutiger als meine Freunde. Egal, ob es hohe Mauern waren, egal, ob es darum ging, Fremde anzusprechen oder irgendwo allein zu bleiben.
In der Schule schickten sie mich immer vor, wenn sie etwas vom Lehrer wollten. Sie schickten mich vor, wenn wir in fremde Gärten stiegen, bei denen man nicht wusste, ob sich jemand mit einer Rute hinter der Mauer versteckt hatte. Sie schickten mich vor, wenn wir Kinokarten wollten für Filme, für die wir noch zu jung waren. Meistens brauchten sie mich nicht zu schicken, ich ging von selber.
Dieses Gefühl, alles richtig zu machen, weil man sich mehr traut als die anderen und dafür bewundert wird, das kenne ich gut, es hat jahrelang bei mir gewohnt.
Wir saßen an diesem Dienstag im Esszimmer und aßen und aßen und aßen und dann gab es noch die gekauften Baklava zum Nachtisch. Zwei Kilo waren weg in zwanzig Minuten. Alle waren so voll, dass sie kaum noch atmen konnten. Baklava mit Schlagsahne, die ich vom Dorf meines Mannes mitgebracht hatte.
Die Kinder tollten herum, Necla ging immer wieder in ihr Zimmer, um noch ein wenig zu lernen.
Wir Frauen räumten ab, die Männer setzten sich auf die beiden großen Sofas im Wohnzimmer und tranken Tee. Weder meine Schwester noch ich haben gesehen, wie Umut sich nicht nur das Hemd, sondern auch die Hose aufknöpfte.
Jülide kam in die Küche und sagte zu meiner Schwester: Deinem Mann geht es nicht so gut. Vielleicht solltest du mal schauen.
Mit einem Spültuch in der Hand ging ich hinterher. Umut saß da, schweißgebadet, Hemd offen, Hose offen, blass im Gesicht, sein Atem war ganz flach und angestrengt. Ein wenig

wie bei meiner Schwiegermutter, wenn sie einen Asthmaanfall hat, aber nicht so pfeifend.
– Wir haben ihm schon Kölnisch Wasser auf die Stirn und in den Nacken gegeben und seine Handgelenke damit eingerieben, sagte Ekrem.
– Ihm ist schlecht, weil er zu viel gegessen hat, sagte Bora.
Meine Schwester stand wie angewurzelt da. Vielleicht hat sie schon geahnt, was passieren würde. Sie war nie schnell, aber sie hat oft mehr gesehen und verstanden als wir anderen.
Ich lief zu Umut, das Spültuch immer noch in meiner Hand, alle außer ihm standen, alle redeten durcheinander, zu viel Essen, zu viel Fett, zu viel Zucker, die dicke Sahne, das heiße Wetter, die Luftfeuchtigkeit, die Tatsache, dass er heute Abend noch keinen Raki getrunken hatte, jeder mutmaßte, woran es lag, nur Umut sagte kein Wort. Er atmete immer kürzer, sein Blick war ganz glasig und er schien uns nicht mehr richtig wahrzunehmen. Sein Kopf lag im Nacken, als wollte er nach oben sehen, dann röchelte er, es hörte sich an, als würde er keine Luft mehr kriegen, dann zuckte sein Körper und versteifte sich schließlich, bevor fast geräuschlos Luft aus seinem Mund entwich und seine Glieder wieder weich wurden.
Sibel stand immer noch da, mitten im Zimmer, weiß wie ein frisch gebleichtes Laken.
– Er atmet nicht mehr, sagte Bora. Wir müssen den Notarzt rufen.
Es war 1989, wir hatten alle noch nichts von Herzmassagen gehört.
Ich ging zu Umut und nahm sein Handgelenk, um seinen Puls zu fühlen. Keiner redete mehr, während Bora die Nummer wählte. Mit meiner anderen Hand suchte ich die Halsschlagader, doch auch da fühlte ich nichts. Noch bevor ich ihm die Augen schloss, drehte ich mich um und legte meinen Zeigefinger auf die Lippen. Alle sollten still sein.
– Gebt mir fünf Minuten, sagte ich leise. Ich fahre Necla zu uns, die Ärmste hat so viel gelernt, es soll nicht alles umsonst gewesen sein. Was geschehen ist, ist geschehen, wir können es

nicht rückgängig machen. Aber wir können helfen, dass Necla nicht ein ganzes Jahr verliert deswegen. Fünf Minuten.
Alle waren wie versteinert. Ich glaubte vielleicht, das Richtige zu tun, weil ich überhaupt etwas tat. Kaltblütig, sagten sie hinterher. Aber auch: besonnen. Und: rational.
Ich klopfte an Neclas Tür, wartete kein Herein ab und trat ein. Die anderen Kinder spielten in Sonays Zimmer.
– Necla, mein Kind, hier ist zu viel los, komm, ich bring dich zu uns, dort kannst du in Ruhe lernen. Sonst musst du später noch deiner Mutter spülen helfen.
– Ich weiß nicht, Tante Blut, sagte sie zu mir. Sie nannte mich so, seit sie zwei war und meinen Namen noch nicht aussprechen konnte. Mir gefiel es: Blut. Leben. Rot. Wärme. Bewegung. Sauerstoff. Energie. Kraft.
– Komm, pack deine Sachen, sagte ich, Schlafanzug, Zahnbürste, Bücher, Hefte. Du willst Architektin werden und ich helfe dir, diesen Wunsch zu erfüllen.
Ich war ruhig, konzentriert, bedacht. Ich sagte, du brauchst dich gar nicht zu verabschieden, da drinnen ist sowieso nur wieder Streit wegen dem Haus deines Opas. Ich lotste sie aus der Tür und fuhr sie zu uns.
Es war nicht das erste Mal, dass sie bei uns schlief, sie hatte schon oft auf unsere Kinder aufgepasst, wenn wir es abends nicht nach Hause schafften, weil wir länger arbeiten mussten. Zweimal waren wir ins Kino gegangen und hatten sie hinterher nicht mehr nach Hause gefahren, weil sie schon schlief. Wir sind Familie, Necla und ich hatten schon in einem Bett geschlafen, da war ich noch gar nicht verheiratet. Sie hat sich nicht gewundert, dass ich sie mit zu uns genommen habe.
Am nächsten Morgen saß sie nach dem Frühstück über ihren Büchern und lernte. Am Donnerstag fuhr ich sie zur Schule, in der die Prüfungen stattfanden. Sechs Stunden später holte ich sie dort wieder ab und fuhr sie nach Hause. Ich saß im Auto, du brauchst nicht mit hochzukommen, hatte sie gesagt und ich weiß noch, wie ich angefangen habe zu weinen, als die Haustür hinter ihr zuging.

Aber ich hätte so oder so geweint. Ob sie nun wegen dieses Herzinfarkts ein Jahr verlor oder nicht. Und so hatte ich ihr ein Jahr geschenkt. Glaubte ich.
Ich wusste natürlich, dass sie sich betrogen fühlen konnte. Betrogen um den Tod ihres Vaters. Aber er blieb ja tot. Sie hätte nicht die Gelegenheit gehabt, ihn noch mal lebend zu sehen, wenn sie es sofort erfahren hätte. Und sein kaltes Gesicht sah sie am nächsten Tag vor der Beerdigung. Sie konnte sich betrogen fühlen, weil alle drei Geschwister es vor ihr erfahren hatten. Sie konnte sich betrogen fühlen, weil sie nicht zusammen mit ihnen und ihrer Mutter geweint, sondern in der Prüfung gesessen hatte. Doch wenn sie diese Prüfung vermasselt hätte, dann hätte sie ein Jahr lang zu Hause gesessen und wäre jeden Tag tiefer in ihrer eigenen Trauer versunken.
Necla hat damals die Prüfung bestanden. Heute arbeitet sie als Architektin in einem Büro, das Einfamilienhäuser entwirft. Einige der villenartigen Sommerhäuser in der Ägäis sind ihre Entwürfe. Sie lebt zusammen mit ihrem Freund in Istanbul, sie haben einen Labrador. Sie ist die Einzige unter den Cousins und Cousinen, die keine Kinder hat. Und sie ist die Einzige, die immer genug Geld hat, um es ihren Geschwistern, einem Cousin oder einer Cousine zu leihen. Und sie nimmt es nicht so genau, wenn man es nicht zurückzahlen kann.
Nie haben wir darüber gesprochen, was ich damals getan habe. Sie ruft an zu den Festen und wenn ich Geburtstag habe. Sie kommt regelmäßig vorbei, manchmal ohne ihren Freund. Dann bleibt sie drei, vier Tage, wir sitzen auf dem Sofa, knabbern Sonnenblumenkerne, trinken Tee, reden von früher, von den Serien, die wir schauen, von der Politik und von dem neuesten Tratsch in unserer kleinen Stadt.
Seit zehn Jahren, seit ihre Mutter gestorben ist, übernachtet sie bei uns, wenn sie in der Stadt ist. Ich glaube nicht, dass sie falsch findet, was ich damals getan habe.
Sie ist jetzt älter, als ich damals war. Und vielleicht wird sie alles noch mal anders sehen, wenn sie noch älter wird. So alt, wie ich jetzt bin. Doch dann werde ich schon tot sein.

Ich war jung damals. Ich fand es leicht, Entscheidungen zu treffen und mir eine Seite zu suchen, auf der ich stehen wollte.
Heute frage ich mich, wie ich die Universität wichtiger finden konnte als das Leben und den Tod.
Jetzt, wo ich älter werde und mir immer weniger sicher bin, fühle ich besser, das wir alle sterben werden. Ich verstehe es nicht, ich fühle es in meinen Knochen, in meinem Blut.
Unsere Zeit ist begrenzt und deswegen sollten wir so gut wie möglich leben. Aber niemand weiß, was gut ist für dich. Das musst du selber herausfinden.
Ich glaube, Necla kommt gerne zu mir, weil sie lieber mit Menschen zusammen ist, die sie lieben, als mit Menschen, für die sie Häuser entwirft.
Es war vielleicht nicht ihre Prüfung, um die es damals ging. Es war meine. Und ich bin durchgerasselt. Weil ich jahrelang einfach nichts gelernt und nur auf das gehört habe, was die anderen gesagt haben. Du bist so mutig. Du bist so unerschrocken. Du bist so besonnen. Und genau so war ich dann. Manchmal sitze ich hier und denke: Was hätte man alles mit meiner großen Klappe machen können, wenn ich auch noch ein Herz dazu gehabt hätte.

DIE DEPRESSIONEN DER ANDEREN

Meine Depressionen sind nicht so gut wie die der anderen. Vielleicht sind sie zu leicht oder zu schwer, zu groß oder zu klein, zu lang, zu dünn, zu tief, zu flach. Auf jeden Fall sind sie nicht so gut, das weiß ich. Doch ich weiß nicht viel mehr, obwohl ich versucht habe, etwas zu lernen. Lernen ist nicht so einfach, wenn es keinen Grund gibt, die Füße neben das Bett zu stellen. Nichts ist dann einfach, aber ich habe es versucht. Ich habe versucht zu lernen, was das heißt: endogene Depression. Endogen, etwas, das von innen kommt, ohne eine erkennbare äußere Ursache. Ich weiß nicht, welches Innen das sein soll, ich kann keines sehen, es ist alles nur dunkel.

Ich habe gelernt, wie man in der Verhaltenstherapie arbeitet, was der Botenstoff Serotonin macht, wie trizyklische Antidepressiva wirken, was ein Regenerationsprozess im präfrontalen Cortex ist. Ich habe die Schritte getan, von denen es heißt, dass sie helfen. Ich habe mich herausgetraut. Ich habe darüber gesprochen. Ich habe es als Krankheit akzeptiert. Ich habe Therapeuten gefunden. Ich habe alles versucht. Ich bin sogar joggen gewesen, viermal die Woche, drei Monate lang.

Vielleicht versteht dieser Körper nichts von Endorphinen und anderen Hormonen, die er ausschütten könnte, um sich gut zu fühlen. Vielleicht ist er kaputt. Niemand weiß es. Wenn sie nichts wissen, sagen sie einfach: endogen, das klingt besser als: keine Ahnung.

Vielleicht ist dieser Körper nur ein Kostüm, das man mir angezogen hat, und ich weiß, was ich tun muss, damit die anderen glauben, ich sei ein Mensch, so wie sie. Doch ich schaffe es nicht immer.

Ich schaffe es fast nie, meistens liege ich. Ich bin nicht traurig oder müde oder erschöpft, ich bin nicht verzweifelt oder ausgebrannt. Ich fühle mich nicht nutzlos oder ungeliebt. Ich fühle mich gar nicht.

Jedes Mal, wenn ich aufwache, bin ich überrascht, dass etwas in diesem Kostüm steckt, das denken kann, denken und sehen und hören und lesen.

Ich lese, meistens lese ich, aber Bücher helfen nicht. Vor allem nicht die über die Depressionen der anderen. Die anderen erzählen über ihre Erlebnisse in der Klinik, schildern die Innenansicht einer Krankheit, sie suchen nach Sinn und quälen sich. Die Bücher sollen Hoffnung geben, Mut machen, das Gefühl vermitteln, nicht allein zu sein. Heißt es.

Aber alles, was ich sehe, ist, dass die Depressionen der anderen zu Erfolg führen. Sie schreiben. Sie schaffen es nicht nur vom Bett bis zum Schreibtisch, sie schaffen es auch, Seite um Seite zu füllen. Sie schreiben voller Melancholie und trotzigem Humor, sie schreiben von der Angst, vom Versagen, von der Suche nach Liebe, Glück und Gefühl, vom ständigen Kampf, sich der zerstörerischen Krankheit zu stellen, von den Überforderungen des Lebens, von der Hoffnung, von Phasen, die vorübergehen und dann aber auch wiederkommen. Sie schreiben von Selbstmordabsichten, vom Strudel der negativen Gedanken, von der Unfähigkeit, sich mitzuteilen, von Angstzuständen und Panikattacken. Sie schreiben einfühlsam, schonungslos offen und ehrlich. Der erste Schritt ist zuzugeben, dass man ein Problem hat, der zweite, einen Weg aus der Scham zu finden. Der nächste Schritt führt an den Schreibtisch. Der übernächste zum Bestseller. Vielleicht hilft ihnen das nicht, Erfolg schützt nicht vor Depressionen.

Mit meiner Depression kann man kein Buch schreiben. Es fällt mir schon schwer, zu essen und zu trinken. Und warum sollte ich überhaupt über Depressionen schreiben? Eine Depression ist langweilig. Es ist immer dasselbe. Ich liege. Mehr gibt es nicht zu sagen. Meistens liege ich, weil es das ist, wofür

man sich nicht entscheiden muss, nachdem man die Augen geöffnet hat.
Ich weiß nicht, was ich hier soll. Das Gefühl, nicht dazuzugehören, das Gefühl, alles nur von außen zu betrachten, begleitet mich schon, solange ich denken kann. Aber es ist erst in den letzten fünf Jahren so schlimm geworden. Mit jedem Mal, das ich die Augen geöffnet habe, ist es schlimmer geworden, mit jedem Morgen war ich weniger Mensch als die anderen.
Man sagt, man schläft, aber ich bin mir da nicht mehr sicher. Das weiß man nicht, man ist sich dessen ja nicht bewusst. Nur nachdem man aufgewacht ist, nimmt man an, dass man geschlafen haben muss.
Ich weiß nicht, ob ich überhaupt lebe. Wirklich lebe. Oder ob da nur der Atem ist und der gehört zu dem Kostüm dazu, das ich einfach nicht ausziehen kann. Ich glaube nicht, dass ich eines Tages von der anderen Seite zurückblicken und sagen werde: Ich muss wohl gelebt haben.
So wie ich jetzt sage: Ich bin wach, ich muss geschlafen haben.
Es müsste mir besser gehen, damit ich die Kraft finde, mich umzubringen. Es müsste mir besser gehen für eine Entscheidung. Wie konnten die anderen sich für Worte entscheiden? Für ganze Sätze? Für ein Buch?
Ich liege hier und frage mich, warum Schriftsteller sich umgebracht haben: Ernest Hemingway, Kurt Tucholsky, Richard Brautigan, Jack London, Cesare Pavese, Heinrich von Kleist, Hunter S. Thompson, Yukio Mishima. Woher haben sie die Kraft genommen, sich umzubringen, und warum haben sie kein Buch über ihre Depressionen geschrieben?
Vielleicht haben die anderen einfach Depressionen, die besser in diese Zeit passen. Es ist, wie es immer war: Ich gehöre nicht dazu. Ich passe nicht in diese Zeit, nicht in dieses Leben, nicht in diesen Körper. Nicht mal meine Depressionen passen. Ich bin überall falsch, obwohl ich mich nicht fühle. Ich spüre mich nur, deshalb habe ich mich mit Rasierklingen geritzt, als es

mir noch besser ging. Aber nicht mal dazu bin ich noch fähig. Ich würde gerne etwas wollen. Ein Buch schreiben vielleicht. Ein Ziel haben. Irgendetwas sehen, das in der Zukunft liegt und nicht so aussieht, wie alles aussieht, sobald ich die Augen aufschlage. Ich würde so gerne etwas wollen. Aber man kann wollen nicht lernen. Und ohne das Wollen ist alles leer. Leer. Das beschreibt es ganz gut.
Jede Seite, die ich bin, ist leer. Jede einzelne.

WORAUF WARTEST DU

Rocio war sich nie ganz sicher, ob ihre Mutter verrückt war oder nur diese fixe Idee hatte. Doch sie war die Einzige, die sich diese Frage stellte. Wer Dolores kennenlernte, wäre nicht auf die Idee gekommen, dass sie seltsam war. Kaum jemand wusste, dass sie ihren Mann nur unter der Bedingung geheiratet hatte, sofort gehen zu dürfen, sollte ihre große Liebe zurückkommen. Dass sie sich weigerte, aus ihrem Viertel fortzuziehen, weil er sie dann nicht mehr finden könnte. Dass sie in Erwartung eines Mannes lebte, der alle Hindernisse überwinden würde wie ein Prinz und dann auf einmal strahlend vor ihr stehen und sie mitnehmen würde in ein neues Leben. Sie war überzeugt, dass dieser Mann sie nicht vergessen hatte, dieser Mann, der damals mit seinen Eltern den Urlaub in ihrem Städtchen verbracht hatte. Sie verriet niemandem, wie er hieß, nur dass er aus Deutschland war.

– Er kann mich nicht finden, wenn ich wegziehe, sagte Dolores. Er kennt nur meinen Namen und weiß, wo ich gewohnt habe.

– Mama, es gibt Internet. Warum suchst du ihn nicht dort?

– Ich heiße Dolores Vega, er hat einen deutschen Allerweltsnamen, wir können uns in diesem Internet nicht finden.

– Glaubst du nicht, er hat dich vergessen? Es ist so viele Jahre her. Er wäre längst gekommen, wenn er dich lieben würde.

– Er liebt mich, bis heute. Das ist kein Gefühl, das ist eine Gewissheit. Er ist irgendwo da draußen und wartet auf seine Gelegenheit. Er wird kommen.

Manchmal saß Dolores auf den Stufen vor dem Haus und starrte sehnsüchtig Richtung Horizont. Manchmal hielt sie bei

der Küchenarbeit inne und ihre Augen glänzten, als wäre das Leben aus Wonne und Trauer geformt.
Als Rocio noch klein war, hatte ihre Mutter ihr manchmal von diesem Mann erzählt, der eines Tages kommen würde und mit dem sie fortziehen würden, in ein fremdes Land, eines, in dem auch Dolores ihre ersten Jahre verbracht hatte.
Es hatte Tage gegeben, an denen Rocio sich gewünscht hatte, dass dieser Mann kommen und das Warten endlich ein Ende haben würde. Es hatte Tage gegeben, an denen Rocio sich gefürchtet hatte vor diesem Mann, der ihr Leben durcheinanderbringen würde. Sie war elf, als sie ahnte, dass nie jemand kommen würde, dass ihre Mutter in einer Traumwelt lebte und auf ein Ende wie im Märchen wartete.
Rocios Vater war ein schweigsamer Mensch, doch als sie dreizehn war, fragte sie ihn, ob dieser Traummann ihrer Mutter nicht bloße Einbildung war.
– Ich weiß es nicht, sagte Rafael nur und es klang ehrlich.
Rocio sah ihren Vater an und konnte nicht verstehen, was für ein Leben das sein sollte, in dem man immer nur zweite Wahl war.
Als sie noch etwas älter wurde, vermutete sie, ihre Mutter habe damals eine heiße Affäre erlebt, und der Traum ihrer Mutter habe etwas mit Hunger und Haut zu tun.
– Wie alt wart ihr eigentlich?, fragte sie.
– Neun.
– Neun? Das hast du nie erzählt. Ich dachte immer … Habt ihr euch wenigstens geküsst?
– Wir haben Händchen gehalten.
– Du weißt nicht mal, wie er küsst?
– Nein, doch was ändert das an der Liebe?
– Mama. Neun … Seit … 36 Jahren wartest du auf diesen Mann. Er hat nicht mal deine Briefe beantwortet. Du lebst in einem Traum, Mama, du musst endlich aufwachen und dein Leben leben.
– Du verstehst das nicht, sagte Dolores einfach und schien sich nicht angegriffen zu fühlen.

– Ihr wart noch Kinder.
– Ja, und vielleicht bin ich mir deswegen so sicher.
Vielleicht ist sie gar nicht verrückt, denkt Rocio heute. Vielleicht warten alle irgendwie darauf, dass das richtige Leben endlich anfängt. Vielleicht verschieben alle ihr Glück einfach unaufhörlich in eine Zukunft, die nicht kommt. Vielleicht hört das nie auf, denkt sie. Vielleicht lebt man immer in Erwartung eines Wunders. Und jemand anders dafür in der Erwartung von Verlust.
Es macht ihr Angst und sie fragt sich, wie groß die Lüge sein muss, damit man so ruhig und so sicher wirken kann wie ihre Mutter. Oder ob es möglicherweise doch keine Lüge ist, sondern ein Glaube. Oder vielleicht doch Liebe.

Auf dem Weg zurück nach Deutschland hatte die Sonne Johannes' Vater geblendet, vielleicht hatte er auch kurz nicht aufgepasst. Als er dann das Stauende vor sich sah, wusste er sofort, dass er nicht rechtzeitig zum Stehen kommen würde. Die linke Spur bot etwas mehr Platz, also zog er rüber, ohne vorher in den Rückspiegel zu schauen. Der Wagen hinter ihnen konnte nicht ausweichen. Das Auto mit Johannes und seinen Eltern drehte sich einmal um die eigene Achse, bevor es gegen den Wagen auf der rechten Spur knallte. Johannes' Mutter war sofort tot, sein Vater starb am nächsten Tag auf der Intensivstation. Johannes überlebte fast unverletzt.
Seine Tante und sein Onkel, die kinderlos waren, nahmen ihn auf. Der Onkel arbeitete als Einkaufsmanager bei Ford und wurde drei Monate nach dem Unfall nach Detroit versetzt. Dort verbrachte Johannes die nächsten zwölf Jahre.
So wie er anfangs durch die neue Sprache taumelte, ohne Orientierung, ohne Richtung, ohne festen Grund, oft auch ohne Lust und ohne Ziel, so taumelte er auch durch sein Leben, und seine Tante und sein Onkel waren hilflos.
Mit zwölf fuhr er das erste Mal betrunken Auto, mit vierzehn war er an einem Überfall auf eine Tankstelle beteiligt, mit fünfzehn wurde er zum wertvollsten Spieler des Schulbasketball-

teams ernannt, mit sechzehn hielt er sich fern von Menschen und arbeitete ehrenamtlich in einem Heim für ausgesetzte Tiere, in dem es Stachelschweine gab, Gürteltiere, Alligatoren, Giftschlangen und Riesenschildkröten. Mit siebzehn war er Drittbester seines Abschlussjahrgangs der Highschool, mit achtzehn begann er, auf Hip-Hop-Jams zu gehen, und verlor ein Battle gegen Eminem, der später berühmt werden sollte. Er wollte nicht aufs College, jobbte, schlief lange, rauchte Marihuana und verlor weitere Battles.

Auf einer Jam lernte er die fünfzehnjährige Alex kennen, die schon bald in sein Dachzimmer bei seinem Onkel und seiner Tante zog. Nach einem halben Jahr wurde sie schwanger, und obwohl alle ihnen abrieten, das Kind zu bekommen, schien es ein Wendepunkt zu werden.

Johannes beschloss, sein Leben zu ändern, er heiratete Alex, ging aufs College und studierte Wirtschaft. Noch während er studierte, bekamen Alex und er noch ein zweites und ein drittes Kind. Johannes war ein Mann, der viel Zeit mit seinen beiden Töchtern und seinem Sohn verbrachte, Verantwortung übernahm und seiner Frau Freiraum ließ. Nichts deutete darauf hin, dass er in seiner Jugend so unstet gewesen war. Über seine Kindheit in Deutschland redete er selten. Dass sein Onkel und seine Tante nicht seine richtigen Eltern waren, hatte Alex erst nach dem zweiten Kind erfahren. Über Dolores redete er nie.

Sie zogen nach Chicago und Johannes eröffnete einen Online-Vertrieb für Gewinde und Rohrleitungen, den er vom Keller ihres Hauses aus betrieb. Alex betreute Künstler für eine lokale Konzertagentur. Wenn sie abends arbeitete und die Kinder schliefen, saß Johannes oft im Dunkeln im Wohnzimmer, ohne fernzusehen, ohne Musik zu hören, er saß und blickte zum Fenster. Dort fand ihn Alex dann, wenn sie um ein, zwei, drei Uhr in der Nacht nach Hause kam. Er zuckte nur mit den Schultern, wenn sie fragte, was er dort mache, und sie gewöhnte sich daran. Gewöhnte sich daran, dass es diese Momente gab, in denen er ihr so fern schien.

Sie war glücklich, niemand hatte den beiden eine Chance gegeben, niemand hatte damit gerechnet, dass sie zusammenbleiben und drei Kinder großziehen würden, doch gemeinsam hatten sie es geschafft. Was machte es da, dass sie sich vage unwohl fühlte, weil er gern stundenlang allein im Dunkeln saß, was machte es da, wenn sie dann beim Einschlafen das Gefühl hatte, etwas vergessen zu haben.

Jahre später, die Jüngste studierte seit dem Sommer in Michigan, fragte Alex Johannes noch einmal, als sie ihn nachts auf der Couch vorfand. Sie erwartete keine Antwort, sie hatte einfach nur schon lange nicht mehr gefragt, und außerdem war sie ein wenig angetrunken. Seit die Kinder aus dem Haus waren, kam es ihr oft still vor.

– Was machst du da im Dunkeln, Joe?

Er stand auf.

– Das weiß ich auch nicht, sagte er.

Er setzte sich wieder hin. Und stand wieder auf. Sah Alex an. Drehte den Kopf zum Fenster. Sah wieder Alex an. Setzte sich erneut, langsamer dieses Mal, vorsichtig. Er sah unentschlossen aus.

– Ich weiß es nicht.

Alex' Augen glänzten. Sie fragte sich, was sie tun würde, wenn sie ihn eines Tages nicht mehr im Dunkeln fände.

130 KINDER

Drei hatte er direkt vor der Stadt verloren. Eines hatte stark gefroren und war zurückgelaufen, weil es sich einen Rock holen wollte. Eines war blind und war gemeinsam mit dem Stummen zurückgegangen. Die beiden waren so weit hinten zurückgeblieben, dass sie die Musik nicht mehr gehört hatten.

Nun waren sie auf dem Berg, vor seiner versteckt gelegenen Höhle, und er ließ seine Flöte sinken.

Es dauerte, bis der Bann sich verlor und die Kinder einander verwundert ansahen. Dann blickten sie zu ihm. Er hielt seine Flöte fest in der Hand und stellte sich auf einen Felsen. Die ersten Kinder redeten bereits miteinander, als er die Stimme erhob.

– Ihr Kinder, hört mich an, ich weiß, ihr seid unschuldig. Eure Eltern haben mich um meinen wohlverdienten Lohn betrogen und ihr sollt nicht darunter leiden. In dieser Höhle habe ich Weizen, Trockenfleisch und Zuckerrüben. Nicht genug, aber heute wird niemand hungern. Wir haben Pfeil und Bogen, es gibt Berghasen und Ziegen. Wer bei mir bleibt, kann den Zauber meiner Flöte lernen, er kann lernen, wie man Städte von Plagen befreit, und dann frei übers Land ziehen. Für Zeiten, wenn keine Plagen herrschen, kann er lernen, auf einem Seil zu tanzen und auf Händen zu gehen, und allerlei andere Gaukeleien. Wer bei mir bleibt, entkommt der Knechtschaft und der Steuer und dem Mutwillen der Stadtoberen. Wer aber lieber selber Stadtoberer sein möchte, dem steht es frei zu gehen. Wer bleibt, wird lernen, den Teig seines Herzens weich zu halten. Eure Eltern haben in Drachenblut gebadet und sie

haben geglaubt, sie könnten mich betrügen, ohne dass es sie schmerzt.
Wer bleibt, wird sich befreien von jeglichem Drachenblut, wer bleibt, wird nicht weiter gehärtet werden. Ich habe euch nicht hierher geführt aus Rache. Ich habe euch hierher geführt, damit ihr nicht werden müsst wie eure Eltern.
Ich lasse euch Zeit, euch zu beraten, mit euren Geschwistern, mit euren Freunden, mit anderen Kindern, die ihr vielleicht noch nicht kennt. Ich verspreche freies Geleit für jeden, der gehen möchte.
Er ging jetzt in die Hocke, die Flöte fest in der Hand, und betrachtete die Kinder. Die jüngsten mochten drei sein, die ältesten vierzehn, junge Männer und Frauen schon. Sie begannen, miteinander zu reden, sich zu besprechen. Die meisten waren noch klein, er hätte eine Gaukelei oder zwei vorführen können, damit sie bei ihm blieben.
Er war auch ein Kind gewesen. Ein Kind wollte bei den Seinen bleiben, auch wenn es hungerte, auch wenn die Mutter grausam war und der Vater es schlug, auch wenn es von Sonnenaufgang bis Sonnenuntergang arbeitete, ein Kind wollte bleiben. Nur die wenigsten wollten fort. Doch das konnte sich ändern, wenn man einmal die Musik hörte.
Da war Musik in jedem. Eine Musik aus Licht und Wasser, aus Herzschlag und Luft. Da war eine liebliche Melodie zum Rhythmus des Herzens und der Lungen. Alle Kinder kannten diese Musik, weil sie selber diese Musik waren. Alle Geschichten, alle Märchen, alle Reime waren nur Worte zu dieser Musik. Doch die Welt war laut und niemand sang den Kindern ihr eigenes Lied. Aber er hatte es ihnen gespielt und sie waren ihm gefolgt.
Nun redeten manche, andere hörten zu, wieder andere waren ganz still und verschüchtert, einige weinten und andere trösteten sie. Er sah zu, wie sich Gruppen bildeten, wie Ältere auf Jüngere einredeten, doch er sah auch Jüngere, die versuchten, Ältere zu überzeugen.
Die meisten waren in Leinenhosen und -hemden gekleidet,

ihre Hände und Gesichter dunkel vor Schmutz, ihre Augen sahen groß aus, weil ihre Wangen eingefallen waren. Manche hatten auch große Augen vor Angst, alles, was sie kannten, war die Stadt und die Felder davor.

Er setzte die Flöte an und spielte leise den Anfang einer kleinen Melodie. Niemand sah ihn an, doch wurden sie ruhiger. Bald darauf stand er auf.

– Niemand wird geschlagen, keine Prügel und keine Strafen. Vielleicht werden wir hungern und frieren, wir werden streiten und schreien, aber es wird keine Strafen geben. Ihr seid nicht im Gefängnis und ihr gehört niemandem. Wer von euch will gehen?

Kein Kind hob die Hand, kein Kind trat hervor.

– Es gibt keine Strafen, auch nicht fürs Gehen, sagte er. Wer will zu seiner Mutter und seinen Kopf an ihre Brust legen?

Er hatte gehofft, viele würden bleiben, doch er verstand nicht, warum keines gehen wollte. Lag es nur an der Flöte? Hatten sie doch Angst vor ihm?

Hatte er sich als Kind nicht auch nur schwer gelöst von den Schlägen, Strafen, von dem Poltern und dem Krach, den sie in ihn hineintrugen? Vielleicht waren die Menschen dieser Stadt noch schlimmer als die in den anderen Orten.

– Wer sich jetzt nicht traut, der geht einfach über Nacht, aber dann kann ich den Weg nicht zeigen, sagte er.

Alle blieben. Niemand wurde satt von den Vorräten, doch es ging auch niemand mit leerem Bauch schlafen.

Am nächsten Tag nahm er ein Dutzend Kinder mit und zog los, um Decken und Kleider und Weizen zu kaufen. Er nahm nur die drei ältesten und stärksten des Dutzends mit in die fremde Stadt, die anderen warteten im Wald, weil er nicht wollte, dass man ihn erkannte.

Allerorten wurde darüber geredet, wie der grausame Mann die Kinder geraubt hatte, aber niemand sprach von seinem gerechten Lohn.

Die nächsten Male ging er allein in eine Stadt, verdiente ein paar Taler mit Gaukeleien und ging dann in den Wald und

schickte die Kinder einkaufen. Er vertraute ihnen. Und sie vertrauten ihm. Sie kamen zurück zum Versteck im Wald und sie sprachen in der Stadt kein Wort darüber, wo sie herkamen oder wo sie hingingen.
Es war nicht leicht, die Kinder froren im Schnee der Berge, sie gingen hungrig schlafen, sie wurden krank, vier starben über den Winter, doch sie waren frei, wie sie es nie vorher gewesen waren. Es gab keine Verbote, keine Strafen, keine Prügel. Auch die Dreijährigen durften mit dem Messer schnitzen, auch sie durften das Feuer hüten. Eines verbrannte sich die Hand und bekam einen Wundbrand und er musste ihm die Hand abnehmen, um sein Leben zu retten.
Es gab keinen Kuss, nach dem alles gut wurde. Er hatte die Kinder nicht gerettet. Eines Tages bekam eines Bauchschmerzen und zwei Tage später war es tot. Eines legte sich beim Holzsuchen hin, schlief ein und erfror. Eines ging im Wald verloren und sie fanden es nie wieder.
Nach zwei Jahren waren es noch 108 Kinder. Nach drei waren es 78. Weil einige in die Welt hinauszogen, tanzten, musizierten und gaukelten.
Waren alle Herzen weich wie Teig geworden? Nein, er hatte versagt, was das anging, und er wusste es. Aber er wusste, dass hier alle die Musik, die in ihrem Inneren erklang, besser hören konnten, und er hoffte, dass sie sie immer hören würden, bis das Licht erlosch und sie hinübergingen, um nur noch Musik zu sein.

MAN TRAUERT NUR UM SICH SELBST

Ich habe schon über Stephan geschrieben. In *Niemandes Rücken*, in *Tim ist nicht tot*, in *Weiteratmen*. Auch sonst ist er häufig in meinen Texten aufgetaucht. Ich bin ihm nie gerecht geworden und auch dieses Mal werde ich scheitern.
Weil ich auswählen muss, was ich schreibe, weil ich Sachen weglassen muss. Weil man einem Leben nie mit einem Text gerecht werden kann.
Weil die Geschichte, die ich über Stephan erzähle, gleichzeitig – wahrscheinlich sogar vor allem – eine Geschichte ist, die ich mir über mich selbst erzähle.
Weil man immer scheitert beim Schreiben.

Er ist weg, tot. Schon lange. Daran wird sich nichts ändern. Und auch nicht daran, wie gut ich mich daran erinnere, wie ich bei der Beerdigung am Grab stand. Ich hatte es mir nicht vorgenommen, wie ich an anderer Stelle geschrieben habe, ich hatte keine Absichten oder Wünsche. Ich warf eine Handvoll Erde und es tauchte einfach dieses Wort in mir auf: *Weiteratmen.*
Dann erst nahm ich es mir vor: Weiteratmen. Auch für ihn. Es wäre eine Lüge zu sagen, dass ich das seitdem tue. Es wäre eine Lüge, wenn ich sage, ich hätte um ihn getrauert. Man trauert um sich selbst. Immer. Weil man einen Verlust erlitten hat. Mein Versagen war vielleicht größer als meine Trauer. Und meine Verantwortung möglicherweise kleiner, als ich glaubte.
Aus der Entfernung sieht es manchmal so aus, als wäre die Zeit ein Strahl und man wäre auf ihm einen Weg gegangen. Als hätte man an Abzweigungen bewusst Entscheidungen gefällt.

Aber für die meisten von uns werden die Abzweigungen erst im Nachhinein sichtbar. Erst beim Erzählen verbindet man Punkte und dann sieht es so aus, als hätte es einen Weg gegeben, wie wenig geradlinig auch immer. Man lädt einzelne Punkte und Erinnerungen mit Bedeutung auf, um dem Leben eine Geschichte zu geben, einen Sinn.

Die meisten Entscheidungen werden nicht bewusst gefällt. Ich weiß nicht, warum manche Menschen einander finden, aber ich glaube nicht, dass es der Verstand ist, der dabei hilft.

Ich habe Christian kennengelernt, als ich aufs Gymnasium kam. Ein humanistisches, elitäres Gymnasium, auf dem man in der Fünften mit Latein anfangen konnte, auf dem ich in meiner Klasse der Einzige war, der in einer Mietwohnung wohnte und dem die Eltern nicht bei den Hausaufgaben helfen konnten, der Einzige, bei dem es zu Hause kein Lexikon gab.

Ich war dort gelandet, weil meine Eltern sich etwas Gutes für mich wünschten. Arzt oder Anwalt. Ich habe mich nie wirklich wohl gefühlt in dieser Umgebung, aber ich war ein guter Schüler.

Christians Eltern waren Immobilienmakler und er war das, was man wohlstandsverwahrlost nennt. Er bekam Geld, aber nicht viel Aufmerksamkeit zu Hause. Er passte nicht in das brave Umfeld der Schule, war zu laut, zu wild, kam zu oft zu spät und zu oft ohne Hausaufgaben. Es muss in der siebten oder achten Klasse gewesen sein, dass er auf die Gesamtschule wechselte.

Nachdem er die Schule gewechselt hatte, hielt ich weiterhin Kontakt zu Christian. In den nächsten Jahren floss viel Zeit, Geld, Festiger und Haarspray in seine Frisuren. Er rauchte als einer der Ersten, er trank als einer der Ersten, er kiffte als einer der Ersten, und Kiffen war Mitte der 80er deutlich weniger verbreitet, als es das heute ist. Er hatte Freunde, die auf die Realschule gingen.

Mit ihnen und mit Christian hing ich auf Spielplätzen herum, mit ihm lernte ich Leute kennen, die tranken, die Roller fuhren, die Sex hatten. Mit ihm lernte ich Seiten unseres Viertels kennen, die ich alleine nicht kennengelernt hätte. Die meisten aus meiner Klasse wohnten zwei, drei Stadtteile weiter im Osten, wo die Häuser niedriger waren und Gärten hatten. Vielleicht lag es am Viertel, vielleicht hätte ich jemand anderen gefunden, um das alles zu entdecken, wenn es Christian nicht gegeben hätte.

Mit Christian fing ich an, Platten zu hören, die nicht Mainstream waren. Er war einer der Ersten, dem ich erzählte, dass ich später Schriftsteller werden wollte.

Man könnte glauben, dass alles mit dieser Freundschaft angefangen hat. Also damit, dass meine Eltern mich mit den besten Absichten auf die falsche Schule geschickt hatten. Oder vielleicht fing alles damit an, dass ich merkte, wie wichtig meiner Mutter gute Noten waren und ich dass sie zufriedenstellen wollte.

Es kommt darauf an, wie man die Punkte verbindet.

Oliver, den alle wegen seines Nachnamens Fisch nannten, war eine Zeitlang Christians bester Freund. Ein Status, auf den ich neidisch war. Danach war Fisch eine Zeitlang Stephans bester Freund. Er war gut darin, bester Freund zu sein.

Mit Stephan fand ich zum ersten Mal jemanden, der sich auf ähnliche Weise wie ich nicht wohl fühlte in seiner Haut, der noch weniger als ich wusste, was er vom Leben wollte, und nicht aufhören konnte zu grübeln. Mit Stephan fand ich zum ersten Mal jemanden, mit dem ich über alles, wirklich alles reden konnte. Ich wollte Stephans bester Freund werden und wahrscheinlich war ich das auch eine Zeitlang. Nach Fisch.

Stephan war einen guten Kopf kleiner als die meisten von uns. Vielleicht versuchte er das zu kompensieren. Wahrscheinlich lagen die Probleme aber tiefer.

Im Gegensatz zu mir war Stephan beliebt, zumindest bei den Jungs. Beliebt und berühmt. Kaum jemand im Viertel, der ihn nicht kannte, wenigstens vom Hörensagen. Das hatte sicherlich auch mit seinem Zimmer zu tun, wo man zu jeder Tages- und Nachtzeit auflaufen konnte, ohne je die Eltern zu Gesicht zu bekommen.

Stephan wohnte in einer Straße mit viel Gewerbeflächen, Autowerkstätten, Garagen, Schreinereien, Malerbetrieben. Über eine Hofeinfahrt kam man zu dem großen Flachdachgebäude, das sein Vater nutzte, um die Antiquitäten zu lagern, die er restaurierte und weiterverkaufte. An dieses Gebäude war ein langer Schlauch angebaut, lauter Durchgangszimmer, Stephans war das letzte und hatte eine eigene Tür nach draußen. Im Vorraum des Antiquitätenlagers war meist auch genug Platz, um dort abzuhängen.

Vielleicht waren seine Eltern da bereits geschieden, vielleicht passierte das erst später, ich weiß es nicht, ich habe sie in der ganzen Zeit vielleicht drei-, viermal gesehen.

Bei Stephan durfte es immer ein bisschen mehr sein. Er fehlte mehr in der Schule als die anderen, er ging öfter aus, jeden Donnerstag, Freitag und Samstag, er fuhr schneller Roller und später schneller Auto. Er bekam als Erster Radarbilder, Anzeigen und Ärger. Und er trank mehr. Deutlich mehr. Auf der Stufenfahrt in der zwölften Klasse nach Italien habe er abwechselnd Cointreau und Amaretto getrunken, erzählte er mir später. Jeweils eine Flasche am Tag. Es gibt für mich keinen Grund, das für eine Übertreibung zu halten.

Vielleicht hätte man damals schon ahnen können, wie massiv die Probleme waren, aber ich war nicht in der Lage, das zu sehen.

Schmidti, alle nannten ihn nur Schmidti, weil er mit Nachnamen Schmidt hieß. Alle kannten den Vorraum des Lagers seines Vaters, waren schon mal dort gewesen, oft nachts, betrunken, wenn man mit der letzten Bahn aus der Stadt zurück ins Viertel gefahren war, aber noch nicht nach Hause wollte, weil einen auch diese Nacht nicht befriedigt hatte.

Er feierte gemeinsam mit mir Geburtstag, wir lagen nur zwei Tage auseinander. Mein siebzehnter und sein achtzehnter. Ich war stolz, gemeinsam mit ihm zu feiern, auch wenn alle nur von Schmidtis Party sprachen. Es kamen mehr als hundert Leute, die meisten kannte ich nicht. Und sie kannten mich nicht. Wussten nicht mal, dass ich an dieser Party beteiligt war.

Das fühlte sich nur deshalb nicht ganz schlecht an, weil ich Stephan besser kannte als die meisten anderen. Sie kannten ihn als jemanden, der viel trank, der gerne tanzte, und der auf dem Heimweg aus der Stadt immer gut dafür war, irgendeine Scheiße zu bauen, die alle belustigte. Die meisten kannten Schmidti, ich kannte Stephan.

Ich wusste, wie schüchtern er war, wie viele Gedanken er sich machte, wie fragwürdig er die Leute fand, wie dumm, und wie genau er sie beobachtete, wie klar er sich über ihre Motive war und über ihre Oberflächlichkeit.

Arroganz, Einsamkeit, die Unfähigkeit, in nüchternem Zustand einen befriedigenden sozialen Kontakt herzustellen, der Schrecken darüber, dass einem nichts erstrebenswert erschien, die Sehnsucht nach einer Frau, die verstand. Vielleicht war es das, was uns verband.

Ich war nicht geschickt mit Mädchen, im Gegenteil. Ich fand mich hässlich, hatte Hemmungen, konnte mit ihnen noch viel weniger sprechen als mit Jungen. Und wenn ich es doch schaffte, konnte ich nicht flirten. Oder einen Weg finden, Interesse zu signalisieren.

Auf der Geburtstagsparty trank ich vier Flaschen Bier und meine Knie knickten manchmal komisch weg, doch alles erschien mir leicht, ich konnte mit Leuten wie Dorsch reden. Auch der war einer von den Coolen, von den Obercoolen, die jeder kannte. Legendär die Geschichte, wie sein Auto brannte, jemand auf ihn zustürmte, um es ihm zu sagen, er nur kurz rausging und dann wieder rein, weil er lieber Bier trinken wollte, als sich jetzt mit diesem brennenden Auto zu beschäftigen. Aber ich redete gar nicht wirklich mit ihm, ich stand nur in dem Grüppchen, in dem ihm alle zuhörten, und fühlte mich nicht völlig fehl am Platz. Vielleicht sagte ich sogar einen halben Satz.

Später am Abend, als Monika, die ich an einem anderen betrunkenen Abend kennengelernt hatte, an mir vorbeiging, griff ich ihr von hinten unsanft in die Haare. Ich wusste einfach nicht, wie ich sie sonst dazu kriegen sollte stehenzubleiben.

Unbeholfener ging es kaum und es gab etwas in mir, dass das realisierte. Doch das half nicht, es besser zu machen.
Nach kurzem Geplänkel, wie sie denn die Party fand, sagte ich: Ich glaube, ich habe mich in dich verliebt. Es traf mich trotz des Alkohols hart, als sie sagte: Aber ich habe ja schon einen Freund.
Ich denke, das war gelogen, aber was hätte sie sonst sagen sollen.
Später ging ich allein nach Hause und sang ein Lied, das davon handelte, dass ich tot geboren worden war.
Einige Wochen nach dieser Feier kam Stephan mit Rieke zusammen. Ich fuhr im Sommer mit meinen Eltern in den Urlaub, saß auf dem Bett, hörte Joy Division und färbte mir die Haare schwarz.
Nach den Ferien signalisierte ein Mädchen deutliches Interesse für mich, was ich kaum glauben konnte. Sonja wurde meine erste Freundin. Jetzt konnten Stephan und ich auch noch über unsere Freundinnen reden und wie wenig Unterschied es machte, eine zu haben. Wie wenig Unterschied Sex machte. Ja, dann hatte man halt gefickt. Aber man war immer noch derselbe verzweifelte Mensch.
Im Jahr darauf fuhren wir gemeinsam ohne Freundinnen in die Türkei. Mit dem Bus, weil Stephan nicht genug Geld hatte für einen Flug. Für mich war es das erste Mal, dass ich die Strecke mit dem Bus fuhr. 48 Stunden Fahrt, 48 Stunden ohne Alkohol, 48 Stunden Hitze, 48 Stunden ohne Dusche, 48 Stunden, in denen Stephan fast durchgängig schlecht gelaunt war und sich nicht wohl fühlte unter all den Türken, 48 Stunden, in denen er meist genervt war, wenn er nicht schlief, 48 Stunden, in denen er mich immer wieder bat, dem Fahrer zu sagen, er solle das Fenster öffnen oder schließen, und ich es nicht tat, weil keiner der drei Fahrer sich von den Fahrgästen reinreden ließ, was Stephan aber irgendwie nicht verstehen wollte. 48 Stunden, in denen er die Musik unerträglich fand, sich aber freute, als unvermutet *Yeke Yeke* lief. Vielleicht das einzige nicht türkischsprachige Lied der ganzen Fahrt.

Wir verbrachten einige Tage bei meinem Onkel in Istanbul. Stephan war stolz darauf, wie lange er jetzt schon nicht getrunken hatte. Er erzählte mir, wie sein Austauschjahr in den USA für ihn gewesen war. Was man sah, war die Nummernschildsammlung in seinem Zimmer, aus jedem Bundesstaat der USA ein Nummernschild, eigenhändig von Autos abgeschraubt. Wie einsam er sich gefühlt hatte, hatte ich nicht gewusst.
Er war stiller in der Türkei, aber auch ohne Alkohol offener, was vielleicht daran lag, dass er sich hier nicht behaupten musste.
Als wir später in der Ägäis waren, rettete er mir in Ayvalık das Leben. Oder bewahrte mich vor einem Unfall. Ich kann mich nicht erinnern, warum ich über die Hauptstraße wollte und warum ich nicht geguckt habe, aber er hielt mich gerade noch fest, bevor ich vor ein Auto laufen konnte.
Stephan schwamm gerne, ausdauernd und gut. Schwimmen war der einzige Sport, den er mochte. Weil man dabei nicht schwitzte. Während es eins meiner größten Vergnügen war, nach einem Basketballspiel dazusitzen und zu sehen, wie der Schweiß auf den Beton des Freiplatzes tropfte. Doch in diesem Sommer spielte ich nicht. Ich hing mit Stephan ab. Wie schön es war, den ganzen Tag zum Reden zu haben und den nächsten und den nächsten und den nächsten.
Als wir aus dem Urlaub kamen, verließ Sonja mich, weil ich sie zu lange allein gelassen hatte. Ich weiß nicht, ob es mir danach besser oder schlechter ging. Ich hatte gewusst, dass sie und ich keine Zukunft hatten. Genauso wie ich wusste, dass Stephan und ich eine Zukunft hatten, dass diese Freundschaft halten würde.
Ihr Abschied gab mir die Gelegenheit, mich noch unverstandener und ungeliebter zu fühlen.
Nachdem Rieke Stephan verlassen hatte, kam er mit Milena zusammen. Er schaffte trotz der Fehlstunden und schlechten Noten sein Abitur und zog mit ihr in den Süden der Stadt. Milena war anders als wir. Sie kam aus einem bildungsbür-

gerlichen Haushalt, aus einem ganz anderen Stadtteil. Sie war eine, die auch bei mir auf der Schule hätte sein können.
Sie mochte mich nicht, das spürte ich. Stephan bestätigte es. Vielleicht merkte sie, viel besser als ich selbst, welchen Einfluss ich auf Stephan hatte.
Ich war nicht oft bei ihnen zu Besuch und wenn, dann war sie grundsätzlich anderer Meinung als ich. Ich war in ihren Augen unreif und unfähig. Als später mein erster Roman rauskam, machte sie keinen Hehl daraus, dass sie ihn nicht gut fand. Es gab einzelne Passagen, die sie gelungen fand, aber die hätte ich ja sicherlich irgendwo abgeschrieben.
Wir sahen uns nur noch alle paar Monate. Vielleicht ist es Nostalgie oder Romantik, wenn ich sage, dass es viele Jahre gedauert hat, bis ich wieder einen Freund wie ihn gefunden habe. Vielleicht hat man solche Freundschaften auch nur, wenn man in einem bestimmten Alter ist.
Ich kann nicht sagen, wann Milena sich von ihm getrennt hat, weil sie an der Uni einen anderen kennengelernt hatte. Jemanden, der mehr auf die Reihe kriegte als Stephan, der immer nur mit Ach und Krach alles unter Dach und Fach bekam. Obwohl er sich mächtig ins Zeug gelegt hatte, Latinum nachgeholt, Scheine gemacht, wenig gefehlt. Auch um ihr zu gefallen, möchte ich unterstellen. Doch der andere war nicht so ein Emporkömmling, dessen Eltern noch nie eine Uni von innen gesehen hatten, er war nicht jemand, der sich durch Intelligenz und Ehrgeiz aus unserem Viertel herausbewegt hatte.
Ich habe einige Menschen wie Stephan kennengelernt, die so zwischen sechzehn und zweiundzwanzig die Coolen waren. Sie waren diejenigen, die alle kannten, um die sich alles drehte, die höchstes Ansehen genossen. Vielleicht mussten sie deshalb gewisse Dinge nicht lernen. Zum Beispiel den Kampf um die Sichtbarkeit und die Anerkennung. Menschen, die möglicherweise mit Ende zwanzig argwöhnten, dass die erfolgreichen und glücklichen Zeiten in ihrem Leben schon vorbei waren.
Ich habe mich oft gefragt, wie das sein mochte, wenn man das Gefühl bekam, dass es ab jetzt nur noch abwärts geht. Man

wird immer weniger beliebt, weniger gesehen, weniger bewundert, hat nicht mehr den Vorteil, dass einem ein Ruf vorauseilt. Erst wollen alle sein wie du, aber dann ein paar Jahre später findet sich niemand, der mit dir tauschen würde.

Ich habe mir das Leben oft vorgestellt wie eine Party. Am Anfang ist man noch ein wenig unsicher, man kennt viele noch nicht, aber später, so gegen Mitternacht, fühlt man sich wohl, redet mit Wildfremden und weiß, dass diese ersten Stunden, in denen alles noch ein wenig steif und gezwungen war, ein natürlicher Weg waren, um später zueinander zu finden. Und noch ein paar Stunden später sieht man gemeinsam die Sonne aufgehen und weiß, man ist am richtigen Platz mit den richtigen Leuten.

Ich weiß nicht, was für eine Metapher man findet, wenn das eigene Leben ganz anders verläuft.

Nachdem Milena ihn verlassen hatte, zog Stephan in das Viertel, in das auch ich gezogen war. Er wohnte in einer Wohnung, in der man ständig und aus jedem Zimmer die Autobahn hörte.

Er fand einen neuen besten Freund, doch wir waren aus dem Alter raus, in dem man noch bester Freund sagte. Er bekam die letzten Ausläufer der Technoszene mit, tanzte viel und spürte von den Pillen meist wenig, weil er viel trank.

Ich war nie dabei. Techno funktionierte auch auf Teilen nicht für mich. Außerdem trafen wir uns ohnehin nur noch selten. Manchmal, wenn ich ihn auf der Straße sah und wusste – oder glaubte –, dass er mich noch nicht gesehen hatte, wechselte ich die Richtung oder die Straßenseite oder ging langsamer. Er sah schlecht aus und ich wusste, ich konnte ihm nicht helfen. Und ich hatte den Eindruck, dass er sich schämte. Dass er sich klein fühlte vor mir, weil ich meinem Traum gefolgt war, während er immer noch davon redete, dieses Studium abzuschließen. Aber auch ich schämte mich. Nicht nur Stephan gegenüber. Mein Erfolg war mir oft unangenehm, wenn ich Leute von früher traf. Als hätte ich ihn mir erschlichen. Als hätte ich sie dafür zurückgelassen. Als wäre ich ungerechtfertigt beschenkt worden. Ich fühlte mich hilflos, weil ich nicht zum Erfolg der anderen beitragen konnte. Und ich konnte nicht gut aushalten, dass es jemandem, der mir mal nahegestanden hatte, schlecht ging.

Lange Zeit traf ich mich nicht mit Stephan, wir telefonierten ab und an und es gab einen Sommer, in dem er mich mit zum Wasserski nahm, eine spontane Aktion, an der wir beide Spaß hatten, doch aus dem Vorsatz, öfter mal was gemeinsam zu machen, wurde nichts.

Der Kontakt wurde immer spärlicher und brach schließlich ab, bis er schließlich nach einigen Jahren auf meinem Anrufbeantworter war. Er sagte, ich solle doch mal anrufen und wenn ich nicht wolle, dann sei das okay, aber ich solle doch bitte kurz sagen, warum.

Ich freute mich, rief an. Wir trafen uns, saßen bei ihm auf dem Balkon, man hörte die Autobahn, die Sonne schien und er erzählte von dem 1-Euro-Job, den er machen musste, davon, dass er nie geglaubt hätte, mal so tief zu sinken. Er erzählte, dass er sein ganzes Leben körperlich gearbeitet hatte, dass er sich nie gedrückt hatte vor Arbeit, dass er es von klein auf kannte. Dass er eigentlich gedacht hatte, er würde dem entkommen, indem er auf Lehramt studierte. Er erzählte von seiner Arbeit als Beleuchter beim Theater. Immer noch der, der sich die Knochen schindet, aber zumindest nah an der Kultur. Er erzählte von der Leiter, die umgefallen war, von der gebrochenen Schulter, vom Krankenhaus, von der Kohle, die deswegen gefehlt hatte, von Problemen mit der Krankenversicherung, von den Radarfallen, von den Technopartys, von den After Hours, davon, wie er mal die Toilettentür im Club nicht gefunden hatte und dann die Wand mit den Händen abgesucht hatte, weil er sich sicher war, dass dort eine Tür sein musste.

Er wurde immer betrunkener im Laufe dieses Nachmittags, obwohl ich ihn kaum was trinken sah. Am Ende konnte er kaum mehr gehen, und das wollte etwas heißen bei Stephan. Es war damals keine gute Zeit für mich. Ich war weg von mei-

nem Verlag, aber mit dem neuen Manuskript kassierte ich nur Absagen.
Irgendwann im Laufe dieses Gesprächs, in dem ich wohl gejammert haben werde, sagte Stephan: Ich wäre gern ein Autor ohne Verlag.
Ich hatte früher so sein wollen wie er. Und jetzt wollte er mit mir tauschen.
Es ging mir so viel besser als ihm. Und ich schämte mich dafür, geklagt zu haben.
Andererseits, es gibt immer jemanden, dem es schlechter geht, und ich hatte mich nicht verstrickt in ein Netz aus Trinken, Verkehrsunfällen, Anzeigen und Leitern, die nicht richtig gesichert waren.
Aber es stimmte, was er sagte, er drückte sich nicht. Er fand nur Entschuldigungen für die ganzen Missgeschicke. Er hatte versucht, etwas hinter sich zu lassen, als Erster aus der Familie zu studieren. Vielleicht war das auch nur der Wunsch, die Arroganz, die man in sich trug, möge sich auch im Außen manifestieren. Aber es hatte an Disziplin gefehlt, an Struktur und vor allem an Vertrauen. Da war immer jemand oder etwas gewesen, der ihm das Gefühl gab, klein zu sein.
Ich war nicht viel anders als er, auch wenn ich nicht trank, auch wenn es kein 1-Euro-Job war, auch wenn es mir von außen betrachtet besser ging. Auch ich beschwerte mich über mangelnde Anerkennung, auch ich fand dafür Gründe, die bei den anderen lagen, auch ich hatte das Gefühl, mehr verdient zu haben, und gleichzeitig das Gefühl, es nicht wert zu sein.
Du bist anders als die anderen Türken, habe ich früher oft gehört. Doch ich glaube, ich wäre so oder so anders gewesen. Auch heute wollen Menschen noch von mir wissen, warum die anderen denn so sind, wie sie angeblich sind. Warum wählen Ihre Landsleute hier Erdoğan, werde ich gefragt. Aber niemand fragt, warum ich so bin, wie ich angeblich bin.
– Wenn ich hinter so einer dicken türkischen Mama hergehe, dann macht die mir nie Platz, damit ich vorbeigehen kann, sagte Stephan. Warum?

– Vielleicht bemerkt sie dich nicht.
– Ich stampfe schon extra laut auf.
– Sag doch einfach: Entschuldigung, darf ich vorbei?
– Woher soll ich denn wissen, ob die Deutsch kann?
– Vielleicht kann sie es nicht, aber sie wird schon verstehen, dass du etwas von ihr möchtest, und sich umdrehen.
Er zuckte mit den Schultern.
– Versuch's mal.
Das war gegen Ende des Gesprächs und Stephan wirkt hier dümmer, als er war, aber es ist ein Dialog, an den ich mich gut erinnere und der etwas sichtbar macht, das ich von mir, aber auch von vielen anderen kenne: dieses Gefühl, da würde jemand anderes einem Raum streitig machen. Wegnehmen.
Menschen fühlen sich im Straßenverkehr manchmal so. Der Zorn, der aufkommt, hat selten damit zu tun, dass etwas passiert ist oder dass jemand unachtsam war, sondern damit, dass man ihm unterstellt, vorsätzlich so zu handeln. Menschen, die in der Schlange übersehen worden sind. Menschen, die glauben, dass sie jetzt schon zu lange im Wartezimmer sitzen. Menschen, die finden, dass ihre Vorstellungen von Anstand verletzt worden sind. Menschen, die sich abgewertet fühlen. Was möglicherweise nicht selten eine Folge der Unfähigkeit ist, sich Raum zu nehmen. Wenn das Gefühl, weniger wert zu sein, bereits in dir wohnt, werden sich immer Menschen finden, die es anscheinend bestätigen.
Hinzu kam die Sucht. Sucht bedeutet, keine Entscheidung treffen zu müssen, weil die Entscheidung schon getroffen ist. Das macht es schwer, sich zu bewegen. Stephan argumentierte und dachte in ähnlichen Strukturen wie wir beide damals mit achtzehn. Die nicht unbedingt falsch waren. Aber nicht mehr altersgemäß.
Stephan war beleidigt, weil ihm jemand nicht Platz machte. Beleidigt sein ist der Versuch, den anderen zu bestrafen. Ist eine Strategie, sich selbst zu entwerten, weil man nicht beanspruchen kann, was man braucht.

Ich wusste das nur zu gut. Vielleicht hatten wir uns früher auch deswegen gut verstanden, weil unsere Muster auf ähnlichen Ebenen gegriffen hatten. Vielleicht fühlte ich mich auch deswegen schlecht, weil bei mir bestimmte Muster in den Hintergrund gerückt waren, weil ich ein anderer geworden war, weil ich nicht mehr die Person war, als die mich die Menschen damals kennengelernt hatten. Keine Ahnung. Vielleicht auch nicht. Vielleicht werde ich es in ein paar Jahren besser verstehen.

Stephan und ich telefonierten wieder häufiger nach diesem Tag auf dem Balkon. Ich spürte, dass es ihm gut tat, mit mir zu sprechen. Ich war immer noch hilflos, aber entschlossen, mich nicht wieder abzuwenden. Ihn nicht im Stich zu lassen. Die Augen nicht vor seinem Schmerz zu verschließen. Diese tief sitzende Angst, eine Frau nicht befriedigen zu können, nicht als einen Spleen abzutun, den er auf vielerlei Weise mit Alkohol nährte. Es war ein Gedankenkarussell, aus dem man nicht aussteigen konnte.

Das Gedankenkarussell, das Teil der Arroganz war. Man war ja etwas Besseres, weil man viel nachdachte. Man war etwas Besseres, weil man sich nicht über jeden Scheißdreck freuen konnte. Der Kopf war verdammt gut darin, immer neue Strategien zu finden, die einen davon überzeugten, dass man besser war. Deshalb kappte er Verbindungen nach außen, allein konnte er besser schwadronieren.

Er wollte nicht, dass man sich als Teil dieser Schöpfung fühlte, als verbunden mit allem, als Sandkorn am Strand, als Wassertropfen im Meer, als unbedeutend. Der Kopf wollte einen aufwerten. Und manchmal schaffte er das nur, indem er andere abwertete.

Obwohl ich so tief gesunken bin, bin ich klug. Bin ich jemand, der sich nicht vor Arbeit drückt. Bin ich jemand, der hart im Nehmen ist. Der ungeduldig wird, wenn er fünf Tage im Krankenhaus liegen muss und nicht arbeiten kann. Obwohl ich so viel trinke, kann ich Zusammenhänge schneller begreifen als andere.

Oder in meinem Fall: Die Leute mögen noch nie von mir gehört haben und alle nur wegen Stephan auf dieser Party sein, aber ich habe ihnen etwas voraus, weil ich Stephan besser kenne, als sie es tun. Ich mag keine hohen Auflagen haben und Manuskripte nicht loswerden, aber zeig mir noch jemanden, der für den Science Fiction Preis nominiert war, in Klagenfurt gelesen hat und auf der Krimibestenliste stand. So macht der Kopf das. Versucht, dich dir immer als besonders wertvoll zu verkaufen.

Ein Gedanke zieht neue Gedanken nach sich. Gedanken befriedigen nicht. Auch ganze Gedankengebäude befriedigen nicht. Da ist etwas in einem, das sich nach mehr sehnt als nach diesem Gelaber, das wir so oft wiederholen, bis es sich wie ein Teil von uns anfühlt. Bis wir es als Glaubenssatz oder Überzeugung mit uns herumtragen, obwohl wir eigentlich etwas anderes wollen. Wir haben Angst davor, verletzlich zu sein. Man wird verletzlich, wenn die Schutzwälle bröckeln, der Schutzwall der Arroganz, der Schutzwall des Erfolgs, der Schutzwall der Intelligenz, des Ansehens, des Ruhms, der vermeintlichen Anerkennung. Eine Verbindung ist nur möglich, wenn diese Mauern weg sind. Da ist keine Möglichkeit für Liebe, wenn man nicht verletzlich ist.

Ich konnte Stephan nicht helfen. Nicht mit Anwesenheit, nicht mit Worten. Unsere Verbindung beruhte auf einer Vergangenheit, in der wir uns einander verletzlich gezeigt hatten, und wir waren immer noch in der Lage dazu. Doch es lag viel mehr Müll herum als früher und wir schleppten ihn immer weiter und nannten ihn unsere Geschichte, weil wir Punkte miteinander verbanden. Bei Stephan ergab sich ein weniger schönes Bild als bei mir.

Er hätte von After Hours erzählen können, von Freundschaft, von den kleinen Freuden, vom Aufstieg, von dem Gewinn an kulturellen und sozialen Möglichkeiten, davon, das Viertel verlassen zu haben.

Nein, es geht nicht um Glas halbvoll oder halbleer. Es geht um das Glas. Am Ende musst du das Glas halten, egal was

drin ist. Es ist dein einziges. Und manche Gläser werden verdammt schwer, wenn man sie zu lange in der Hand hält und immer nur mit Gedanken füllt.
Man verläuft sich einfach in seinem eigenen Kopf, weil man ihm glaubt. Jeder Kopf schwatzt, er schwatzt ein Leben zusammen und versucht es zusammenzuhalten. Man glaubt die eigene Geschichte und schaut sie sich nicht an, wie man sich diese Geschichte von Stephan und mir anschaut: Nur ein Luftschloss, ein Gebäude, das errichtet wird, um etwas zu zeigen. Etwas, das passiert, wenn man Punkte miteinander verbindet. Doch es geht nicht um die Punkte. Der Wert eines Lebens liegt nicht in diesen Geschichten. Den Wert eines Lebens kann man nicht vermehren oder vermindern.
Weiteratmen.
Eines Sonntagabends kam ich von einer Lesereise heim und Stephan hatte dreimal auf meinen Anrufbeantworter gesprochen. Er wollte mich zu einer Party einladen, bei sich zu Hause, am Samstag. Beim ersten Mal klang er euphorisch, er freute sich auf die Party und ich konnte hören, wie viel ihm daran lag, dass ich auch kam. Deutlicher noch, als er das zweite Mal draufsprach. Beim dritten Mal klang es dringlich, ich solle doch Bescheid geben, ob ich kommen konnte.
Die Woche über versuchte ich, ihn anzurufen, aber er war nicht da und auch der Anrufbeantworter sprang nicht an.
Es muss eine Woche später gewesen sein, als der Anruf kam. Rüdiger fragte mich, ob ich sitze. Ich bejahte. Er habe eine traurige Nachricht für mich, sagte er. Stephan war tot. Hatte sich erhängt nach dieser Party. Er telefonierte gerade Stephans Adressbuch durch.
Ich wusste nicht, wohin mit mir. Ich wusste nicht, wie traurig ich war. Wie geschockt. Wie erstarrt.
Ich wusste nicht, ob ich auf die Beerdigung wollte. Ich wusste nicht, was ich dort sollte. Vielleicht war ich aber auch zu feige, mich auf diese Art damit auseinanderzusetzen.
Ich fuhr hin, aber ich kam zu spät. Die anderen saßen alle schon in der Friedhofskapelle und es lief Musik. Mittlerweile

habe ich die meisten Stücke erfolgreich verdrängt, aber ich weiß noch, wie ich da saß und dachte: Das, weil es ihm dieses bedeutet hat. Jenes, weil es für ihn das war.
Und ich habe mich währenddessen geärgert, weil ich dachte, ich würde all diese Stücke nie mehr hören können, ohne an ihn und an diesen Moment in der Kapelle zu denken.
Es waren viele Leute da, die ich seit Jahren nicht gesehen hatte. Leute, die sich schuldig fühlten. Die, die auf der Party gewesen waren, weil sie es nicht gesehen, gespürt, geahnt hatten. Die, die nicht da gewesen waren, weil sie diese letzte Chance hatten verstreichen lassen.
Ich war auf eine Art fein raus. Ich hatte mich nicht dafür oder dagegen entschieden. Doch man fühlt sich immer schuldig, wenn jemand, den man gut kennt, so eine Entscheidung trifft. Man fragt sich, wie viel Verantwortung man trägt. Wieso man unterwegs immer die wichtigen Dinge aus den Augen verliert. Die Idee, mit einer letzten Party abzutreten, ist mit Anfang zwanzig für die meisten näherliegend als mit Ende dreißig. Man denkt nicht daran, wie es den anderen mit dieser Party gehen wird. Oder der Mitbewohnerin, die einen findet. Wahrscheinlich ist das nicht Unreife oder Egoismus. Es ist Einsamkeit. Die Unfähigkeit, sich als ein Teil des Ganzen zu fühlen. Es ist Verzweiflung.
Ich habe um Stephan getrauert, solange er noch da war. Ich habe getrauert, weil ich etwas in ihm sehen konnte, das er selbst nicht mehr sehen konnte. Weil ich wusste, wie klug er war, wie loyal, wie offen er sein konnte und wie empfindlich er war.
Es hört sich falsch an, aber ich habe um ihn getrauert, als ich die Straßenseite wechselte, wenn ich ihn sah.
Aber vielleicht stimmt das nicht. Vielleicht habe ich einfach seine Einsamkeit nicht ertragen. Und behaupte nun, das sei Trauer gewesen. Vielleicht habe ich seine Einsamkeit nicht ertragen, weil ich meine eigene immer noch dort gespiegelt sah.
Wie verbindest du die Punkte?
Als er tot war, habe ich um mich getrauert, weil ich etwas verloren hatte. Vor vielen Jahren schon. Einen Freund.

Man sieht den Schmerz, den eigenen, aber dadurch vielleicht auch den der anderen. Daraus wächst vielleicht ein Mitgefühl. Liebe. Liebe birgt immer die Gefahr, dass man sie wieder verliert. Die Trauer, der mögliche Verlust ist immer schon in der Liebe enthalten. Die beiden sind Schwestern.
Doch Trauer ist dunkel und wenn man zu lange dort bleibt, sieht man irgendwann gar nichts mehr. So kommt man auf die Idee, eine Party zu feiern. Eine letzte.
Stephan war für mich ein Ausweg, ein Ausweg aus diesem Dunkel. Weil ich mich mit ihm verbunden fühlen konnte, weil ich zum ersten Mal in meinem Leben jemanden fand, mit dem ich wirklich sprechen konnte. Er war für mich ein Ausweg, ich war es für ihn nicht.
Ich weiß immer noch nicht, wie ich mich damit fühle.

ARABICA PACAMARA

Als Latifa eines Abends ins Bett geht, riecht es nach Kaffee. Nicht nach frisch gebrühtem Kaffee, sondern nach gerösteten Bohnen. Ein leichter Duft, den sie wahrnimmt, als sie schon im Dämmer ist und die Bilder des Tages mit Satzfetzen, Farben und Formen in ihrem Kopf durcheinanderwirbeln.
Sie wird ein wenig wacher von dem Geruch, lauscht auf Geräusche aus der Küche oder dem Kinderzimmer und als sie nichts hört, überlässt sie sich der Schwere.
Als morgens der Wecker klingelt, riecht es nach Kaffee. Es wäre nicht das erste Mal, dass Jannah ihr Kaffee gemacht hätte. Manchmal ist sie schon vor dem Wecker wach und überrascht dann ihre Mutter mit einem Kaffee am Bett.
Latifa atmet durch die Nase ein, mehrmals kurz hintereinander, prüfend. Das Fenster ist gekippt, doch der Geruch scheint nicht von draußen zu kommen. Sie schlägt die Decke zurück und sieht ins Bett, obwohl sie weiß, dass dort keine Bohnen sein können. Sie dreht sich auf den Bauch und schaut dann liegend unters Bett, doch da sind natürlich auch keine Bohnen.
Sie steht auf, geht in die Küche, setzt Kaffee auf und geht dann ins Bad. Es riecht nach Kaffee. Als sie ihr Schlafshirt auszieht, riecht es noch stärker nach Kaffee. Latifa hebt den linken Arm und riecht an ihrer Achsel. Kaffee. Frisch gerösteter Kaffee. Latifa benutzt kein Deo und sie hat gestern auch nicht mehr Kaffee getrunken als sonst. Sie reibt sich mit dem Zeigefinger hinter dem rechten Ohr entlang und riecht dann an ihrem Finger. Kaffee. Sie zieht ihren Slip aus. Mit dem linken Zeigefinger fährt sie am äußeren Rand ihrer Schamlippe entlang.

Kaffee. Sie runzelt die Stirn, stellt sich unter die Dusche und dreht das Wasser auf.
Während sie ihre langen Haare shampooniert, scheint der Geruch sich zu verstärken. Länger als sonst steht sie unter der Dusche und seift sich ein zweites und ein drittes Mal ein.
Nachdem sie sich abgetrocknet hat, riecht sie am Handtuch. Kaffee. Sie spürt Tränen. Da ist diese hilflose Wut. Sie tut, was sie immer tut. Sie schiebt es weg. Sie geht ins Schlafzimmer und zieht sich an.
Mit ihrem Kaffee in der Hand stellt sie sich ans Fenster und sieht nach draußen. Die Sonne steht tief, die Blätter der beiden Bäume im Hinterhof verfärben sich und die Hauswand gegenüber hat große graue Flecken.
Sie kann sich nicht entschließen, sich hinzusetzen und etwas zu essen. Sie nimmt eine Scheibe Brot, bestreicht sie mit Frischkäse und Himbeermarmelade, schneidet sie in der Mitte durch und klappt sie zu.
Sie geht in Jannahs Zimmer, in dem der Wecker vorhin geklingelt hat. Jannah ist im Bad, Latifa nimmt die Brotdose aus der Schultasche, geht damit in die Küche und legt das Marmeladenbrot hinein. Sie schneidet Gurken und Paprika in Streifen und legt sie dazu. Dann die Brotdose wieder in die Tasche, schauen, ob noch genug Wasser in der Trinkflasche ist.
– Morgen, sagt Latifa.
– Morgen, sagt Jannah. Im Bad riecht es nach Kaffee.
Latifa nickt, sagt aber nichts.
– Dein Brot ist in deiner Tasche. Ich muss los. Geh bitte pünktlich aus dem Haus. Oder früher. Trödel unterwegs nicht, bitte. Du weißt, dass Frau Elstner anruft, wenn du wieder zu spät kommst.
– Bis wann musst du heute arbeiten?
– Ich bin kurz nach dir zu Hause.
– Wenn du nicht wieder eine andere Schicht übernimmst.
– Mache ich heute nicht, komme, was wolle. Wenn ich zurück bin, machen wir was Schönes, ja?
– Ja, sagt Jannah, aber ohne Begeisterung.

Latifa umarmt sie. Als sie sich voneinander lösen, sagt Jannah:
– Du riechst nach Kaffee.
– Ich habe ja auch gerade einen getrunken. Hab einen guten Tag. Trödel unterwegs nicht, versprochen?
– Versprochen, sagt Jannah genervt.
Latifa gibt ihr noch einen Kuss auf die Stirn. Sie versucht, sich zu erinnern, wann das letzte Mal gewesen ist, dass sie ihre Tochter auf den Mund geküsst hat. Oder auf die Wange. Das könnte vor den Weihnachtsferien gewesen sein, damals, als sie noch in der ersten Klasse war.
Latifa hat nicht daran gedacht, dass irgendwann das letzte Mal sein würde, obwohl sie weiß, dass es immer ein letztes Mal gibt. Ein letztes Mal die Brust geben, ein letztes Mal wickeln, ein letztes Mal die Treppe hochtragen, ein letztes Mal anziehen. Einen letzten Kuss auf den Mund. Es gibt immer einen letzten Kuss, das weiß sie, aber an den mit ihrer Tochter kann sie sich trotzdem nicht erinnern.
Nachdem sie die Tür geschlossen hat, greift sie sich unter das Shirt und fährt mit drei Fingern über ihre Achsel: Kaffee. Sie sieht auf ihr Handy. 7:16. Sie muss sich sputen. Ihre Schicht fängt um halb acht an, bevor die Kinder reinkommen, die auf dem Schulweg noch etwas einkaufen. Bis halb neun, neun gibt es immer viel zu tun, die Zeit vergeht schnell, Bestellungen entgegennehmen, einpacken, kassieren, Brötchen schmieren, Bleche aus dem Ofen ziehen, Bleche in den Ofen schieben, frische Brötchen in die Wanne schütten.
Seit nicht mehr als drei Kunden gleichzeitig in den Laden dürfen, fühlt sie sich weniger gestresst, selbst wenn sie sieht, dass die Schlange auf dem Gehsteig bis um die Ecke geht.
Wenigstens hat die Schule wieder auf und sie muss Jannah nicht bei Freundinnen unterbringen oder mit Filmen ruhigstellen.
– Morgen, sagt Vanessa, als sie reinkommt. 7:32. Auch bei 7:35 verdreht Vanessa noch nicht die Augen, aber manchmal tut sie dann extrem gestresst. Latifa geht nach hinten, legt ihre Tasche ab, zieht ihren Kittel an, stellt sich hinter die Theke.

Nachdem sie ihren ersten Kunden bedient hat, sagt Vanessa:
– Es riecht nach Kaffee.
– Es riecht immer nach Kaffee hier, antwortet Latifa.
– Nein, anders. Haben wir neue Bohnen?
– Nein, sagt Latifa.
Ihr wird warm. Warum kann sie nicht sagen, was los ist?
Sie verkauft mehr Kaffee als sonst. Aber vielleicht bildet sie sich das auch nur ein.
Gegen halb elf stellt sie sich raus und raucht eine Zigarette, als Vanessa auch herauskommt, weil gerade keine Kunden da sind. Sie steckt sich auch eine an. Auf ihrem Unterarm ist das Portrait ihrer Tochter Kendra, als sie vier Jahre alt war. Das ist drei Jahre her. Man sieht eine Brandnarbe genau auf Kendras Hals, dort, wo Vanessa sich am Blech verbrannt hat. Das war Anfang des Jahres, als es ein ganz normales Jahr zu werden schien.
Latifa rückt ein wenig zur Seite, damit sich Vanessa auch mit dem Po an den Stromkasten lehnen kann. Vanessa dreht sich zu Latifa, die Nase an ihrem Hals.
– Du riechst nach Kaffee, sagt sie. Du riechst verdammt lecker nach Kaffee.
Latifa lächelt gequält. Sonst weiß sie immer was zu sagen, aber jetzt fällt ihr nichts ein.
– Ist das ein neues Parfum?, fragt Vanessa. Armani Espresso?
– Nein, sagt Latifa.
Sie schluckt. Warum wollen all diese Tränen immer nach oben?
– Ich bin heute so aufgewacht, sagt sie, ich weiß nicht, was da passiert ist.
Vanessa schaut sie an.
– Hattest du Sex?, fragt sie.
Latifa sieht Vanessa an, zieht die Augenbrauen zusammen und schüttelt den Kopf.
– Quatsch, sagt sie. Woher denn? Und seit wann riecht man nach dem Sex nach Kaffee?
– Keine Ahnung, man riecht eben nach dem Sex. Vielleicht ist es bei dir nur ein anderer Geruch.

– Ne, ich hab nicht mal meine Finger nass gemacht. Und heute Morgen habe ich geduscht. Lange. Der Geruch geht einfach nicht weg.
– Ich habe gesagt, es riecht richtig lecker. Und hast du mitgekriegt, wie viel Kaffee wir verkauft haben?
– Ich dachte, das habe ich mir nur eingebildet.
– Ne. Wir haben auf jeden Fall mehr Kaffee verkauft als sonst. Mann, schau nicht so. Das geht bestimmt wieder weg und wenn nicht, dann gehst du in einen dieser Baristaläden und arbeitest da. Die nehmen dich mit Kusshand. Da kriegst du fette Trinkgelder.
Vanessa stößt sie in die Seite und lacht und Latifa lächelt.
Als klar wurde, dass die Narbe am Hals ihrer Tochter bleiben würde, hatte Vanessa gesagt:
– Na, dann muss sie sich mit 18 'ne Kette tätowieren lassen, die so aussieht wie die Narbe.
Vanessa wusste immer eine Lösung. Aber sie war auch nicht mit 22 mit einem Mann durchgebrannt, der nur ein halbes Jahr später beim Tauchen ertrunken ist.
Sie beschwert sich, dass Steffen mit seinen Jungs weggeht und sich wenig um Kendra kümmert, wie er immer alles vergisst, was sie ihm sagt. Aber er ist ja da. Irgendwie. Er vergisst, er vernachlässigt, er kümmert sich zu wenig, doch er ist da.
– Du wirst ihn vergessen, hat Vanessa mehr als einmal gesagt. Du musst nur nach vorne sehen, es wird weitergehen.
Nach vorne sehen ist so leicht gesagt, wenn man jeden Tag seine Augenbrauen sieht, seine Hände, seine Wangen. Manchmal wünscht sie sich, Jannah würde ihr ähnlicher sehen als ihm.
Vanessa hat auch gesagt: Du musst dich einfach in einen anderen verlieben. Aber wo soll sie den denn kennenlernen? Hier in der Bäckerei? Das ist ihre einzige Gelegenheit. Oder im Supermarkt. Oder vor der Schule, wenn sie Jannah abholt.
– Echt, sagt Vanessa jetzt. Wenn das nicht weggeht, kannst du in einem Café anfangen. Und du kannst berühmt werden. Damit kommt man ins Fernsehen. Aber wahrscheinlich ist das

morgen oder übermorgen schon weg, ich würde mir nicht zu viele Hoffnungen machen.
– Ne, mach ich nicht.
Mit dem Schlüssel in der Hand vor der Tür stehen. Zwischen zwei Welten. Alles draußen hinter sich lassen, reingehen, vier Wände, keine Kunden, kein Stress, keine Aufregung. Auf der anderen Seite Jannah, neun Jahre alt, oft im Clinch mit ihrer Lehrerin, weil sie zu spät kommt, weil sie im Unterricht redet, weil sie träumt, weil sie sich weigert, Aufsätze zu schreiben, wenn ihr das Thema nicht gefällt. Beste Freundin von Lea, mit der sie sich aber häufiger streitet und dann tagelang nicht mit ihr spricht. Will unbedingt eine Katze, weil sie so viel allein zu Hause ist. Muss sich morgens früh selber fertig machen, wenn Latifa Frühschicht hat.
Sie steht da, die Schuhe schon aus, den Schlüssel schon im Schloss, als sie Schritte im Flur hört. Ihr wird leichter, gleich wird sie Jannah an sich drücken. Und dann muss sie nur noch kochen, sonst gar nichts. Sie können zu zweit auf dem Sofa sitzen, spielen, erzählen oder etwas auf YouTube schauen.
– Mama, sagt Jannah und umarmt sie, um sich gleich darauf wieder von ihr zu lösen.
– Du riechst nach Kaffee.
Es ist nur ein Geruch, denkt Latifa, warum bin ich schon wieder den Tränen nah. Sie lächelt.
– Ja, sagt sie. Ich rieche nach Kaffee. Ich habe den ganzen Tag nach Kaffee gerochen und ich werde wahrscheinlich auch morgen noch nach Kaffee riechen. Und wenn ich weiter nach Kaffee rieche, werde ich zum Arzt gehen, damit wir ganz sicher wissen, dass es nichts Schlimmes ist.
– Ich finde das gar nicht schlimm, sagt Jannah. Es riecht ja ganz lecker, aber schmeckt nicht, aber ich muss dich ja auch nicht trinken.
– Gib mir doch einen Kuss, damit ich weiß, ob ich nur rieche oder auch so schmecke. Latifa beugt sich herunter und Jannah gibt ihr einen Kuss. Auf die Lippen.

– Nein, sagt Jannah, du schmeckst nicht nach Kaffee.
Latifa lächelt, wie sie den ganzen Tag noch nicht gelächelt hat. Vielleicht seit Wochen nicht. Monaten. Vielleicht war das jetzt der letzte Kuss, und sie hat ihn genossen.
– Komm, sagt sie, wir machen Pizza. Wir haben Trockenhefe, gewürfelte Tomaten und Käse brauchen wir noch.
– Ich geh holen, sagt Jannah, gibst du mir Geld?
Ich kann wohl schlecht verstecken, wie es mir geht, wenn sie mir einen Kuss auf den Mund gibt und freiwillig einkaufen gehen möchte, denkt Latifa.
– Ich gehe schon, sagt sie. Mach du schon mal den Teig, wenn du magst.
– Okay, sagt Jannah, aber ich kann auch auf dich warten, oder?
– Na klar, mein Schatz.
Sie dreht sich um, zieht vor der Tür die Schuhe wieder an und geht in den Supermarkt.
Sie sieht, wie sich im Supermarkt Menschen schnuppernd umdrehen, trotz der Masken. Der Geruch ist stark und er ist im Laufe des Tages noch stärker geworden, scheint ihr. Sie geht zum Kaffeeregal und bleibt dort stehen. Atmet durch. Hier fällt sie nicht auf. Sie steht da, als würde sie versuchen eine Entscheidung für einen Kaffee zu treffen. Eine Enscheidung, die lange braucht.
Dann denkt sie wieder an die Pizza, atmet tief ein und geht los. Holt den geriebenen Käse aus dem Kühlregal, gewürfelte Tomaten und auch noch Mais und Oliven für den Belag. Jannah mag gern Mais und sie gerne Oliven.
Zu Hause backen sie Pizza, aber es riecht nicht nach Pizza. Es riecht nach Kaffee.
Nach dem Essen schauen sie einen Film, *Kubo*. Jannah findet zwar, dass sie zu alt für Zeichentrickfilme ist, aber sie sitzt mit vorgebeugtem Oberköper hellwach auf der Couch. Latifa würde gerne aneinandergekuschelt gucken, aber sie freut sich, dass Jannah begeistert ist.
Es ist schon halb neun, als sie Jannah ins Bett bringt. Sie setzt

sich auf die Bettkante, gibt ihr einen Kuss auf die Stirn und bleibt noch sitzen. Sie möchte gerne noch ein wenig reden, obwohl Jannah schlafen sollte, aber sie weiß nicht, was sie sagen soll.
– Du musst gehen, Mama, sagt Jannah. Es riecht zu doll nach Kaffee, so kann ich nicht einschlafen.
Latifa gibt ihr noch einen Kuss und steht auf.
Sie fragt die Suchmaschine, was man gegen Kaffeegeruch tun kann. Aber die meisten Treffer schlagen Kaffee vor, um schlechte Gerüche zu vertreiben.
Bald steht sie im Bad und reibt sich mit verdünnter Essigessenz ein, aber es hilft nicht. Genauso wenig wie der Franzbranntwein.
Im Halbschlaf erinnert sie sich daran, wie früher der Rauch aus der Kneipe in ihren Haaren hing und in ihre Nase stieg, wenn sie sich im Bett umdrehte. Doch das hier ist kein Rauch, es ist Kaffee und sie schläft unruhig, jedes Mal, wenn sie sich wälzt, scheint der Geruch sich zu verstärken.
Als schließlich der Wecker klingelt, hat sie den Eindruck, der Geruch sei schwächer geworden. Sie riecht an ihren Achseln, ja, Kaffee, aber etwas weniger. Könnte man vielleicht wegduschen, denkt sie und steht auf.
Für die Haare nimmt sie heute Jannahs Erdbeershampoo, und irgendwie hat sie das Gefühl, es hilft. Sie lächelt, als sie aus dem Bad geht, doch als sie die Tür zum Schlafzimmer aufmacht, schlägt ihr der Geruch entgegen. Kaffee.
Der Geruch ist also so stark, dass sie schon abgestumpft ist. Sie zieht sich an. Als der Knopf ihrer Bluse abspringt, glaubt sie, sie wird den Tag nicht überstehen. Sie nimmt eine neue Bluse aus dem Schrank und geht Jannahs Brot schmieren.
Sie macht sich keinen Kaffee.
Etwas später zündet sie sich vor der Haustür die erste Zigarette an und geht gewohnt schnell durch die leeren Straßen zur Arbeit. Sie ist vor Beginn ihrer Schicht da, sie winkt nach drinnen und raucht draußen schnell noch eine. Sieben Minuten spart sie also, wenn sie keinen Kaffee kocht.

Im Laden steht Birgit. Birgit ist Ende fünfzig und hat ihr ganzes Leben in Bäckereien gearbeitet, sie hat die faltige, fahle Haut einer Raucherin, ist spindeldürr mit einer leicht heiseren Stimme. Sie lacht viel und kennt die meisten Kunden mit Namen, obwohl sie kaum länger hier ist als Latifa.
– Morgen Süße, sagt sie, als Latifa reinkommt.
Während Latifa ihre Sachen ablegt und sich die Schürze umbindet, schnuppert sie und sagt:
– Was ist das? Hast du in einer Rösterei geschlafen?
Es ist eng um Latifas Hals, sie schluckt.
– Ich weiß nicht, was das ist, ich rieche seit gestern nach Kaffee, sagt sie.
– Hast du es mal mit Duschen probiert?
Latifa möchte Birgit am liebsten anschreien, aber Birgit kann ja nichts dafür. Sie nickt einfach, ja, hab ich.
– Entschuldige, Latifa, war nicht bös gemeint. Kennst mich doch. Ich hoffe, du hast nicht gegoogelt. Wenn man googelt, hat man alle tödlichen Krankheiten der Welt gleichzeitig.
Na, gerade gibt es ja nur eine, denkt Latifa, aber sagt:
– Ich habe nichts gefunden.
– Echt? Warte.
Birgit nimmt ihr Handy und tippt. Kunden kommen, Latifa bedient sie, während Birgit auf ihren Bildschirm schaut.
– Nichts, sagt Birgit und legt das Handy weg. Sie kommt mit ihrem Gesicht nah an Latifas Mund und sagt:
– Hauch mich mal an.
Latifa zögert.
– Ich werde schon nicht krank, weil du mich angehaucht hast.
Latifa haucht.
– Ne, sagt sie. Dein Atem riecht nicht nach Kaffee. Hast auch keinen Mundgeruch.
– Ich habe heute noch keinen Kaffee getrunken, sagt Latifa.
Die nächste Stunde vergeht schnell, weil der Strom an Menschen nicht abreißt. Auch heute scheinen mehr Kaffees rauszugehen als sonst, aber es scheinen auch mehr Kunden reinzukommen, obwohl es nicht nach frisch gebackenem Brot

riecht, sondern nach Kaffee. Nach Arabica, um genau zu sein. Das hat Latifa gestern noch herausgefunden. Arabica hat mehr Gene und damit auch mehr Aromastoffe. Wäre sie Robusta, würde sie weniger riechen, hätte nicht so ein volles, vielfältiges Aroma.

Ich spinne, denkt sie, ich mache mir Gedanken darüber, nach welchem Kaffee ich rieche.

– Wenn das nicht mehr weggeht, brauchste nicht mehr hier zu arbeiten, sagt Birgit.

– Vanessa sagt, ich kann dann in einer von diesen schicken Kaffeebars anfangen, wo der Cappuccino sieben Euro kostet.

– Ach Quatsch, sagt Birgit, du könntest Drogen schmuggeln helfen. Da dreht ja jeder Drogenhund durch, wenn du in der Nähe bist. Dafür kann man sich besser bezahlen lassen als in so 'nem Kaffeetempel. Und wäre ja völlig legal.

– Und wenn ich dann plötzlich aufhöre zu riechen? Dann soll ich wieder hierherkommen und Herrn Bechers bitten, mich wieder einzustellen? Der hat dann doch längst jemand anderen gefunden. Eine, die flexibler ist mit ihren Arbeitszeiten und schneller mal einspringen kann.

– Dann hast du mal eine Zeitlang was anderes gemacht und gutes Geld verdient. Ich würde mir keine Sorgen machen, Schätzchen. Es wird alles gut.

Später steht Latifa vor der Schule, in der Hand einen Pappbecher vom Kiosk, weil sie Kopfschmerzen bekommen hat von zu wenig Kaffee. Sie riecht zwar nach Kaffee, aber sie hat keinen in ihrem Blut.

Es ist eine Droge, denkt sie. Ich habe keinen Schmacht, ich bin auf Entzug. Ich rieche nach einer Droge. Ist nur zufällig legal.

Leas Mutter ist auch da, um Lea abzuholen. Dabei können beide schon längst allein nach Hause gehen. Jannah und Lea sind beste Freundinnen, aber seitdem jede so viel Zeit allein zu Hause verbracht und allein gelernt hat, ist es irgendwie anders zwischen ihnen.

– Puh, sagt Bianca, du riechst wie ’ne Puffmutter, aber wie eine, die in Kaffee gebadet hat. Was ist passiert?
Vielleicht ist der Kopfschmerz so groß, dass sie nicht schlucken muss, vielleicht kommen ihr deshalb nicht gleich wieder die Tränen. Vielleicht gewöhnt sie sich aber auch langsam dran.
– Ich weiß es nicht, sagt sie. Ist seit gestern so und wird immer stärker. Ich gehe morgen zum Arzt.
– Was ist seit gestern so?
– Keine Ahnung, ich bin aufgewacht und roch nach Kaffee.
– Nach Kaffee? Du riechst wie ’ne ganze Fabrik.
– Ja, morgen früh übernimmt eine Kollegin eine Stunde und ich geh zum Arzt, hab einen Termin gemacht. Ist ja nicht normal.
– Aber lecker.
Bianca atmet ein.
– Also, wenn ich auf Frauen stehen würde, würde ich dich anbaggern. Jetzt.
– Du würdest dich vielleicht ärgern, wenn ich die ganze Nacht neben dir nach Kaffee rieche.
Bianca lacht.
– Ja, Ohrstöpsel helfen da nicht. Aber ich glaube, ich würde selig schlafen.
Bianca sieht Latifa in die Augen. Eine tätowierte Frau mit dunklem Teint, blonden schulterlangen Haaren, die Fußball in der Regionalliga spielt. Sie sieht Latifa etwas zu lange und etwas zu offen in die Augen. Latifa ist überrascht. Da ist ein Ernst. Ein Begehren. Und das hat vielleicht nicht nur mit dem Geruch zu tun. Bianca lacht, als wäre der Blick nur ein Scherz gewesen, und Latifa sieht weg. Fragt sich aber einen Moment, ob sie sich vorstellen könnte …
Dieser Blick. Wie am Strand stehen und auf das Meer sehen, in dem sich die Sonne spiegelt. Einen kurzen Moment war alles ganz weit.
Dann kommen schon die Kinder aus dem Schultor gelaufen und Jannah sagt noch zu Lea:
– Siehst du, sie riecht nach Kaffee, ich habe nicht gelogen.

– Puls, Blutdruck, Lunge, Schleimhäute, Pupillen, alles normal, rein körperlich kann ich erstmal nichts feststellen, sagt der Arzt am nächsten Tag. Wir machen ein großes Blutbild, aber ich glaube nicht, dass wir da irgendetwas Auffälliges finden werden. Wenn Sie keine Beschwerden haben, würde ich mir an Ihrer Stelle keine Sorgen machen. Es ist zwar mehr als ungewöhnlich, aber es scheint mir erstmal ungefährlich. Und ich kann mir vorstellen, dass es Menschen gibt, die das angenehm finden. Ich selber bin ja Teetrinker.

Es ist frisch an diesem Morgen und auf der Straße schließt sie den Reißverschluss ihrer Jacke und zieht sich die Kapuze auf, damit niemand sieht, wie sie das Gesicht verzieht.

Es wird kälter, versucht sie sich zu trösten, wenn ich dick angezogen bin, wird der Geruch sich nicht so verbreiten können. Wenigstens auf der Straße wird mir niemand mehr hinterherschauen.

Doch in der Bäckerei ist es natürlich immer warm. Latifa wischt sich eine Träne aus dem Auge und riecht dann an ihrem Finger. Aber woher soll sie wissen, ob das ihr Finger ist, der nach Kaffee riecht, oder ob ihre Tränen auch schon nach Kaffee riechen? Sie zündet sich eine Zigarette an.

Vielleicht ist es so, wenn man reich ist, denkt sie. Die Menschen glauben dann, man hat Geld, man braucht sich keine Sorgen zu machen, man hat so viele Möglichkeiten, während sie rackern und schaffen und sich krummlegen. Die denken: Man kann als Reicher das Leben doch genießen.

Doch so ist es ja nicht. Whitney Houston ist in der Badewanne ertrunken, ihre Tochter ist in der Badewanne ertrunken, Amy Winehouse ist gestorben.

Du bist nicht glücklich, weil die anderen glauben, du seist glücklich. Du bist nur für dich glücklich. Oder eben nicht. Bei Latifa sieht es nicht mal nach Glück aus. Lars ist tot. Ihr Vater redet nicht mit ihr, seit sie durchgebrannt ist. Mit ihrer Mutter kann sie nur telefonieren, wenn er nicht in der Nähe ist. Von ihren drei Brüdern redet nur noch einer mit ihr. Da ist noch ihre Schwester, die sie regelmäßig besucht, aber das

sind anderthalb Stunden Zugfahrt, da sieht man sich auch nicht jede Woche.
Birgit, Vanessa, Bianca, sie sehen alle nur die Möglichkeiten, aber Latifa will nicht nach Kaffee riechen, egal wie gut, sie will nicht, dass sich jemand auf der Straße nach ihr umdreht, sie will nicht, dass jemand über diesen Geruch spricht.
Sie will nicht viel. Sie will sich um Jannah kümmern, sie will arbeiten, sie will Geld verdienen, sie will morgens einen Kaffee trinken, sie will am Stromkasten stehen und in Ruhe rauchen, sie will auf der Couch einen Film schauen mit Jannah, sie will keinen Schreck kriegen, wenn sie auf dem Display die Nummer der Lehrerin sieht, sie will keine Angst haben, wenn die Waschmaschine ungewohnte Geräusche macht, sie will lachen über Jannahs Witze, sie will an ihren Haaren riechen, sie will die letzten Male, die sie mit ihr noch haben wird, genießen, sie will, dass Jannah glücklich wird, dass sie sich nicht benachteiligt fühlt, sie will, dass sie morgens nicht so oft allein ist. Und auch sonst nicht. Sie will riechen wie ein normaler Mensch. Sie will nicht an diesen Urlaub in Ägypten denken, in dem sie schon schwanger war. Sie will ihre Ruhe haben.
Aber dieser Geruch bringt alles durcheinander. Und heute gab es diesen Moment, als würde sie am Strand stehen.
Sie möchte ihre Ruhe haben, aber etwas in ihr möchte so sein wie dieser Geruch, möchte etwas sein, das keine klare Grenze hat. Vielleicht will sie eigentlich mehr. Vielleicht ist ihr deshalb alles zu viel.

AM STRAND

Was sehen die Leute, wenn sie mich sehen. Ich ahne es. Sie sehen jemanden, der sich morgens schon eine Tüte dreht, jemanden, der mit nacktem Oberkörper und rundem Bauch in Lunghi und Flipflops rumläuft, wenig arbeitet und selten freundlich ist.
Sie sehen jemanden, der nicht gerade sorgfältig mit einem Strohbesen in der Hand den Sand von Stufen fegt und sofort aufhört, wenn sein Telefon klingelt.
Die Leute kommen hierher, bleiben drei, vier, fünf, fünfzehn Tage in einem der Holzbungalows direkt am Strand oder in einem billigeren Zimmer in einer der Hütten weiter hinten oder im Schlafsaal, wenn sie wenig Geld haben. Sie sitzen auf der betonierten Terrasse, wo es Papaya und Ananas zum Frühstück gibt, Curry, Kokosnusspfannkuchen, Toastbrot, Eier, Sambol, Idiyappam, Melone, frischen Fruchtsaft, Honig.
Einige von ihnen kiffen auch vormittags, aber ich sehe ihre Blicke auf meine Flasche Bier, wenn sie gerade erst aufgewacht sind. Sie sehen jemanden, der ihnen fast nie in die Augen schaut, auch wenn er sie anspricht und ihnen einen Zug von seiner Tüte anbietet.
Sie sehen jemanden, der sich zum Meditieren an den Strand setzt, mit gekreuzten Beinen und geradem Rücken, und dann klingelt sein Telefon und er geht ran und redet und redet.
Viele von ihnen kommen aus kalten Gegenden und die meisten wohnen weit weg vom Meer. Sie glauben, das hier sei eine Art Paradies.
Aber das mit dem Paradies ist immer so eine Sache. In den warmen Ecken der Welt glauben die Menschen, das Paradies

sei ein angenehm kühler Ort. Und wenn sie an einem kühlen Ort wohnen, glauben sie, das Paradies sei warm. Man könnte glauben, wie du dir das Paradies vorstellst, hängt davon ab, ob du mehr frierst oder mehr schwitzt im Leben, aber so einfach ist die Sache dann auch nicht. Niemand glaubt, die Hölle sei ein Ort, wo man erfriert. Zumindest habe ich noch nie davon gehört. Die Hölle gilt als ein heißer Ort, wo man verbrennt. Das heißt, die Hölle ist ein warmes Paradies, in dem es einfach irgendwie zu heiß geworden ist. Aber das kannst du nicht verstehen, wenn du nur zu Besuch kommst.

Dabei ist die Hölle wahrscheinlich nicht mal heiß. Sie ist unter dem Wasser. Mit Wasser kenne ich mich aus, ich habe mein ganzes Leben am Wasser verbracht. Es ist das Paradies. Es liebkost deine Haut, es macht dich leicht, das Geräusch der Wellen beruhigt dich. Wenn du schwimmst oder tauchst, bleibt die Welt mit ihren Sorgen draußen. Wenn du auf dem Bodyboard auf der Welle gleitest, gibt es nur Wasser, Kraft und Sonne. Wasser zwingt dich in den Moment hinein, da klingelt kein Telefon.

Und die Hölle, die Hölle ist einfach ein wenig tiefer. Dort, wo kein Licht mehr hinkommt, wo du nicht weißt, wo oben und unten ist, wo es kalt ist und der Druck dich einfach zermalmt.

Manchmal fühlt man sich an Land schon so, als könnte man kaum aufrecht gehen, als wären die Schultern nicht breit genug, als ginge es nur gebückt vorwärts, als würde man mit jedem Schritt knöcheltief im Schlick versinken. Und dann stell dir mal vor, du bist da unten, ohne Licht und der Druck von so viel Leben auf dir. Wasser ist ja Leben, da kommen wir her. Die Hölle und das Paradies, alles nur Wünsche und Hoffnungen und Vorstellungen. Davon kann man sehr viele haben. So wie Hühner auf einer Hühnerfarm. Tausende, dicht an dicht, und jeder Wunsch legt ein Ei und aus dem Ei schlüpft eine Hoffnung und jede Hoffnung legt ein Ei, aus dem ein Gedanke an die Zukunft schlüpft, manchmal auch nur eine Sorge. Und du bist stolzer Besitzer der Farm und

wenn dann drei oder vier oder dreißig oder vierzig Wünsche in Erfüllung gehen, glaubst du, du bist glücklich. Aber es ist die Hölle, die ganze Farm ist die Hölle. Alles, was du für ein Paradies hältst, ist die Hölle. Und alles, was du für die Hölle hältst, war ein Paradies, damals, als du noch nichts verstanden hast von Höllen und Paradiesen.
Wenn sie mitrauchen, erzählen die Gäste schon mal, reden mit mir. Fühlen sich vielleicht verpflichtet, etwas zurückzugeben, können nicht einfach gehen und das gute Gras genießen, sie kämen sich schäbig vor. Dabei will ich gar nicht ihre Gesellschaft. Ich biete ihnen von meinem Joint an, damit sie sich gut fühlen, nicht damit sie ein Gespräch mit mir führen und mir von ihren Leben erzählen, warum sie irgendwo raus wollten, was für ein Hamsterrad das alles ist und wie schön sie es hier finden. Sie erzählen mir, wo sie herkommen. Als hätten wir keinen Fernseher und kein Internet. Ich habe das alles schon gesehen. Ich habe es nicht gerochen und die Temperatur und den Wind nicht auf meiner Haut gespürt. Was zählt es, wenn man nur erzählt.
Ich lächle nicht. Ich schaue ihnen nicht in die Augen. Ich rede nicht viel. Manchmal erzählen sie von zu Hause, von dem Job, den sie aufgegeben haben, von der Beziehung, die sie beendet haben. Selten jemand, der von Krankheit erzählt, von Tod, von einer Trennung, bei der man sich nicht mehr streiten kann.
Ich habe mich gestritten mit meiner Frau. Sie hat immer gesagt, ich sei faul. Wahrscheinlich habe ich mich damals schon schnell ablenken lassen, wenn ich die Treppen und Wege gefegt habe. Vielleicht habe ich mir auch damals schon morgens eine Tüte gedreht und die erste Flasche Bier aufgemacht. Vielleicht aber auch nicht. Ich weiß es nicht mehr.
Stell dir vor, du könntest mit deinem früheren Ich reden. Wie viele Jahre müsstest du zurückgehen, bis da jemand ist, von dem du sagst: Das war jemand ganz anderes?
Ich müsste zurück nach 2004. Das ist jetzt fünfzehn Jahre her. Hinter der Bar auf der Terrasse hängen die Fotos von damals. Ich hatte noch Haare und keinen Bauch. Aber das ist nicht

die große Veränderung. Ich sehe mir die Fotos hinter der Bar nie an. Die Gäste meistens auch nicht. Und wenn sie doch hinsehen, dann erkennen sie mich vielleicht nicht.
Ich lächle, auf drei von den sechs Bildern lächle ich, auf einem direkt in die Kamera. Auf einem anderen habe ich die Arme ausgebreitet. Auf jedem sehe ich glücklich aus. Vielleicht glaube ich das jetzt auch nur. Die Wünsche und die Hoffnungen zielen nicht alle in die Zukunft, sie zielen auch in die Vergangenheit.
Dieser Mensch hat mehr gelächelt und den anderen mehr in die Augen gesehen. Das weiß ich. Er hat auch mehr geschrien. Wenn er gestritten hat, ist er laut geworden. Er hat sich nie an den Strand gesetzt, um zu meditieren. Er ist nicht mal auf die Idee gekommen zu meditieren. Er hatte ein Nokia-Tastentelefon und das hat damals schon häufig geklingelt. Die Gäste, die mich heute sehen, sehen jemand anderen, als die Gäste damals gesehen haben.
Die Gäste sind mir egal, vielleicht war das damals schon so. Die bringen Geld. Das ist alles. Es ist absurd. Sie entkommen für ein paar Wochen oder Monate einem Leben, in dem sie Geld verdienen müssen, und wir hier brauchen genau solche Menschen, damit wir Geld verdienen.
Und alle glauben, sie hätten Geld, das ihnen gehört, aber alles, was wir haben, geben wir jemand anderem, und der gibt es wieder jemand anderem. Und mit Geld in der Hand musst du keine anderen Sachen mehr weitergeben, kein Lächeln, kein Lachen, keinen Blick.
Ich ahne, was sie sehen, wenn sie mich sehen, aber es geht nicht darum, wie andere mich sehen. Es geht darum, dass sie nicht sehen. Sie sehen mich an, aber sie sehen nichts. Sie kommen hierher, aber ihre Augen reichen nur bis zum Horizont. Sie können nicht sehen, was unter den Wellen ist. Sie können nicht mal sehen, was eine Welle ist. Sie stellen sich an den Strand und springen hoch, wenn eine große kommt, und jauchzen, wenn sie umgeworfen werden. Manchmal schrammt sich jemand ein Knie auf.

Sie sehen vielleicht, wie ich mit einem Stummel im Mund meine Tochter zur Eile antreibe. Sie sehen vielleicht, wie ich auf mein Telefon starre, wenn sie den Sonnenuntergang bewundern. Oder fotografieren.
Wenn du ein Kind bist, sehen deine Augen noch gut. Als junger Mensch ist es auch nicht anders. Früher, in der Zeit, aus der die Bilder hinter der Bar stammen, waren meine Augen auch noch gut. Ich konnte alles lesen.
Wenn ich heute aufwache, gucke ich so lange auf mein Telefon, weil ich eine halbe Stunde brauche, bis sich meine Augen scharf stellen. Ich sehe schlechter. Eine Zeitung kann ich gar nicht lesen. Ich wünschte, ich würde noch schlechter sehen. Ich wünschte, ich könnte aufs Meer schauen und nicht sehen, was ich sehe. Ich wünschte, ich könnte einen Sonnenuntergang auf Insta posten. Ich wünschte, ich könnte auch ohne Gras und zwei, drei Bier am Tag entspannt sein. Ich wünschte, ich fände den Mond nicht zu grell und die Wellen nicht zu laut. Ich wünschte, ich würde in einem anderen Kopf aufwachen, in einem, in dem nicht jeden Tag Wellen hochschlagen, immer aufs Neue, in dem nicht alles immer wieder von vorne anfängt, und Angst ein Wort ist, das man einfach in den Mund nehmen kann.
Natürlich habe ich die Bungalows wieder so nah an den Strand gebaut, weil man nur so Geld machen kann, wer weiter weg baut, zieht keine Gäste.
Es war alles weg nach dem Tsunami, aber alle Guesthouse-Betreiber haben wieder an den Strand gebaut. Nicht weil wir dumm sind, sondern weil wir klug sind.
Nach der ersten Welle damals sind wir geflohen ins Landesinnere. Wir saßen auf einem stehenden Zug, das war der höchste Punkt, den wir finden konnten. Dinusha, Malki und ich. Malki war erst zwei Jahre alt. Die Welle war höher als der Zug. Mit der einen Hand habe ich mich an eine Rinne oben auf dem Dach geklammert, mit der anderen habe ich Malki gehalten. Die Rinne musste ich loslassen, dann habe ich Malki an mich gedrückt und gehofft, dass sie so lange die Luft

anhalten kann und die Welle uns nicht gegen eine Palme schleudert.
Nach der Welle war Dinusha weg. Ich habe sie nie wiedergesehen, außer in meinen Träumen. Vielleicht haben die Fische sie gefressen, aber manchmal stelle ich mir vor, sie lebt noch. Das erzähle ich Piyumi nie. Warum sollte es sie interessieren, wie oft ich an meine erste Frau denke? Ich rede auch mit sonst niemandem darüber. Niemand redet mehr darüber, was er damals alles verloren hat. Wir wollen vergessen.
Was sehen die Leute schon, wenn sie mich sehen. Sie haben keine Ahnung, was das Meer ist.

FITNESSFLÜCHTLINGE

Sie müssen sich doch erinnern, diese Flüchtlingswelle damals, 2015. Das war so, als wäre ein Leck im Boot, aber keiner wollte es abdichten. Im Gegenteil, es wurden noch mehr Löcher gebohrt. Die Gefahr, dass das Schiff dann sinken würde, wurde als Panikmache abgetan. Anstatt das Schiff abzuschotten, wurden mit jedem weiteren Loch Parolen ausgegeben: Wir schaffen das, sagte die Kapitänin. Willkommenskultur, sagte das Volk.

Damit das Wasser sich nicht so alleine fühlte, wurde immer mehr Wasser eingelassen, Wasser sei erwiesenermaßen notwendig zum Leben, hieß es. Wer davor warnte, wurde als Wasserhasser diffamiert. Einige jubelten und spendeten Becher. Das war, bevor alle nasse Füße bekamen.

Wir wären fast untergegangen, was da kam, sprengte unsere Kapazität. Es war zu viel für Deutschland, das weiß heute jedes Kind, wir sind getaumelt unter der Last, aber wir sind nicht zusammengebrochen. Und jetzt, kaum eine Generation später, sollen wir das alles wiederholen?

Die anderen waren fremd und kriminell und frauenfeindlich, die neuen Asylanten heute sind unserer Kultur näher und deswegen keine Gefahr? Glauben Sie, was Sie da erzählen? Haben Sie mal nur einen kurzen Moment nachgedacht?

Die Flüchtlingswelle damals war abzusehen, die ist nicht so überraschend gekommen, wie getan wurde. Die UNO hatte die Nahrungsmittelhilfe gekürzt. Deutschland hat 2015 nur halb so viel in das Welternährungsprogramm eingezahlt wie 2014. Und nun wird erneut so getan, als hätten wir es mit einer Überraschung zu tun. Das hat sich doch genauso deutlich abgezeichnet wie damals, Zucker, Maisstärke, gentechnisch manipuliertes Saatgut, Monsanto, Nestlé, Hershey, KraftFoods. Man hätte eins und eins zusammenzählen können. Natürlich sind die Konzerne nicht daran interessiert, dass die Menschen Sport treiben. Menschen, die Sport treiben, essen mehr, das ist wahr, aber sie essen die falschen Sachen. Sie wollen sich zu oft gesund ernähren, sie sind eine Wachstumsbremse für die Lebensmittelindustrie. Es war nur eine Frage der Zeit, bis die Lobbyisten ein Gesetz durchdrücken würden, das jeglichen Sport verbietet. Im Land der unbegrenzten Möglichkeiten. Und dann war es auch nur eine Frage der Zeit, bis diese Sportler bei uns Asyl suchen würden.

Sie werden verfolgt, Sie haben Recht, das ist kein Geheimnis. Der Fall der Kassiererin Maria Rodriguez aus New York, die behauptet, nur zum Bus gerannt zu sein, aber wegen Joggens zu achtzehn Monaten Haft verurteilt wurde, erscheint absurd. Doch es ist kein Einzelfall und keine Überraschung. Die Gefängnisse stehen leer seit der bundesweiten Legalisierung von Marihuana und werden nun mit Sportlern gefüllt, denen es nicht erlaubt ist, in ihrer Zelle auch nur Liegestütze zu machen. Wir können die nicht alle hier aufnehmen. Die Medien sind voller Ablenkungsstrategien. Es wird über den möglichen Gewinn geredet. Über die paar Athleten, die man einbürgern kann und die dann vielleicht eine Medaille gewinnen oder mit ihrem Team eine Weltmeisterschaft. Das sind singuläre Erscheinungen.

Diese Flüchtlingswelle wird schlimmer werden als die damalige. Unter dieser Welle werden wir zusammenbrechen. Gewaschen werden, wie die Surfer sagen. Gewaschen und mit der Wucht des Wassers gegen eine Felswand geschleudert werden. Unsere Werte, unser Sozialgefüge, unser Wirtschaftssystem, unser Verkehr, alles wird zusammenbrechen, alles. Wer das nicht sieht, sieht gar nichts mehr.

Bei den Flüchtlingen damals war die Aufregung über die Handys groß. Jetzt kommen Menschen mit Smartwatches, die ihren Puls, ihren Blutdruck, ihren Kalorienverbrauch, ihre Be-

wegungen, ihren Blutzucker, ihren Trainingsfortschritt messen. Wie werden die Deutschen Menschen begrüßen, die hier Asyl beantragen und dabei eine Uhr am Handgelenk tragen, die mehr kostet, als eine Kassiererin im Monat verdient?
Nein, nein, jetzt kommen Sie nicht damit. Klar kann man sich das so drehen, dass Sportler eine verfolgte soziale Gruppe und somit nach der Genfer Flüchtlingskonvention berechtigt sind, hier Asyl zu beantragen. Aber ich bitte Sie. Was soll denn an Sportarten wie Surfen oder Tennis bitte sozial sein? Zudem könnten sie sich ja jederzeit aus dieser Gruppe herausbewegen, indem sie einfach mal stillstehen oder sich auf das Sofa legen.
Und Sie glauben doch nicht wirklich, dass die kulturellen Unterschiede gering sind und eine Integration nicht so schwerfallen wird. Denken Sie doch mal selber nach. Die kulturellen Unterschiede sind immens. Sie hören doch die ganzen Syrer, die Afrikaner, die Roma und was nicht noch alles, die damals hergekommen sind. Fast zwei Jahrzehnte hier und sie können gerade mal zwanzig Worte Deutsch. Glauben Sie, das wird mit Amerikanern besser? Weil die ja so gut in Fremdsprachen sind. Die werden nichts lernen, die werden uns hier überall ihr Englisch aufzwingen, die deutsche Sprache wird verunstaltet werden. Wir werden nicht mehr Wellness-Oase sagen dürfen, sondern nur noch Spa. Es wird nicht mehr Beamer heißen, sondern Projector, sie werden uns verbieten, das Wort Handy zu benutzen, so weit wird es noch kommen.
Die kulturellen Unterschiede sind unüberwindbar. Kennen Sie einen einzigen großen amerikanischen Fußballspieler? Sind die ein einziges Mal Weltmeister geworden? Wir, wir waren fünfmal Weltmeister, das ist ein Teil unserer Identität, den sie uns nehmen werden. Fußball wird keinen Wert mehr haben, wenn uns diese Welle erstmal überrollt hat. Dann wird hier American Football gespielt. Und Baseball. Und Basketball. Niemand wird mehr wissen, wer Turnvater Jahn war.
Es geht hier nicht nur um Sport, das ist nur das, was die Lügenpresse Ihnen weismachen will. Die gesamte deutsche

Kultur ist in Gefahr, Sie werden sich einsam und fremd fühlen im eigenen Land, das kann ich Ihnen versprechen.
Die werden joggen, die werden hier überall joggen. Das sind Asphaltjogger, die breite Straßen gewöhnt sind, die werden hier den Verkehr durcheinanderbringen, es wird für die Autofahrer kaum noch ein Durchkommen geben.
Weder sind diese Menschen zu irgendetwas qualifiziert, noch wollen sie hier in das Wirtschaftsleben eingegliedert werden. Weil sie sich viel bewegen, wagt kaum jemand, es laut zu sagen, aber nennen wir das Kind beim Namen: Die sind faul. Die wollen nur ihren Körper gesund halten, aber nicht, damit er Leistung auf der Arbeit erbringt, sondern um damit anzugeben. Die wollen Ruhephasen zum Muskelaufbau, dass ganz Deutschland dabei abbaut, interessiert sie nicht. Das sind außerdem Klimakiller, durch aeroben Stoffwechsel stoßen sie mehr CO_2 aus, sie leben länger und verbrauchen mehr Ressourcen, sie reiben den toxischen Kunststoff ihrer Schuhe in unsere Erde. Unser Sozialstaat, unsere Renten, unser Klima, unsere Zukunft, alles wird wegbrechen wegen dieser dem Körperkult verschriebenen Dumpfbacken.
Deutschland schafft sich ab, die Prognose war richtig, was Araber, Türken und Afrikaner begonnen haben, wird jetzt von den Amerikanern vollendet werden. Die werden mit den Sozialleistungen, die sie hier beziehen, in die Fitnessstudios stürmen und es wird keinen Platz mehr für uns Deutsche geben, auf dem Laufband, auf dem Stairstepper, an der Hantelbank. Wir werden uns ganz hinten anstellen müssen, während hirnlose Muskelpakete kaugummikauend ihre Körper auf unsere Geräte wuchten.
Die Errungenschaften der modernen pluralistischen Gesellschaft werden hier in Frage gestellt. Oder haben Sie etwa schon mal etwas von einem schwulen Footballspieler gehört? Oder gar von einer Frauenbaseballliga? Die haben ganz andere Werte als wir, die sind uns nicht kulturell ähnlich, das ist eine Mär, die in den Medien verbreitet wird. Die Gesellschaft wird eine massive Maskulinisierung erfahren, die Frauen, die

in Amerika Sport machen, eifern ja auch ausschließlich männlichen Werten nach.
Die werden Deutschland umkrempeln, das intellektuelle Leben ist massiv bedroht und mit ihm unsere gesamte Leitkultur. Wie weiland im Peloponnesischen Krieg wird Sparta als Sieger hervorgehen, und mit dem Untergang Deutschlands wird das Ende des Goldenen Zeitalters der Aufklärung eingeläutet werden. Wenn Sie nicht jetzt etwas dagegen tun, werden Sie das Trauerspiel noch miterleben.

NACH DER SEITENLINIE

Einige Minuten vor Schluss hatte Henri den Stürmer von den Beinen geholt, war ihm von hinten reingegrätscht, keine Chance auf den Ball, er wollte nur den möglichen Ausgleichstreffer verhindern und bekam dafür auch die gelbe Karte. Der Stürmer wälzte sich erst theatralisch auf dem Rasen und forderte dann wütend und laut Rot für dieses Foul oder mindestens eine Fünf-Minuten-Auszeit. Er schrie so auf den Schiedsrichter ein, dass er schließlich auch Gelb sah.

Es ging um nichts, ein Saisonspiel in der Verbandsliga, wir gewannen am Ende mit diesem 1:0. Als alle vom Platz gingen, stellte sich der gefoulte Stürmer Henri in den Weg, die Brust rausgedrückt, und sagte etwas. Seine Stimme war nicht ganz so laut wie vorhin beim Schiedsrichter.

Es ging um nichts, D-Jugend, die Jungs waren zwischen elf und dreizehn, zwischen Kind und voll in der Pubertät, zwischen Beine wie Zahnstocher und deutliche Muskeln und Bartflaum, zwischen Schuhgröße 34 und 44.

Die meisten Väter standen noch am Spielfeldrand, das würde sich erst in der C-Jugend langsam ändern.

Meistens war es mir unangenehm, mit ihnen an der Seitenlinie zu stehen und sie so schreien zu hören. *Gib ab. Mach doch die Augen auf. Über rechts, ihr müsst über rechts kommen. Flank den Ball. Verdribbel dich nicht. Lauf. Zieh. Schieß. Hoch reingeben. Pass auf den Stürmer auf. Die 10 ist ungedeckt.*

Sie brüllten, dass die Adern an Hals und Stirn hervortraten, man hätte glauben können, dass sie ihr Haus auf den Ausgang des Spiels gesetzt hatten.

Unser Trainer war Mitte zwanzig und tat mir leid. Er hatte schon einige Male versucht zu erklären, dass es die Kinder nur verwirrte, wenn sie so viele Ansagen vom Spielfeldrand hörten. Dass es nur einen geben durfte, der von außen Kommandos gab. Vergeblich.
Die Stimmung der Zuschauer übertrug sich natürlich auf die Jungs auf dem Platz. Schon jetzt ging ich zu so wenig Spielen wie möglich und freute mich, in ein, zwei Jahren gar nicht mehr dabei zu sein.
Henri versuchte, um den Stürmer herumzugehen, doch der stellte sich immer wieder vor ihn und schob ihn schließlich mit ausgestreckten Armen einige Schritte zurück. Und brüllte ihn dabei an. Wichser, Arschloch, Foul, Fresse polieren. Die wichtigsten Worte konnte man verstehen.
Der Schiedsrichter war schon in der Umkleide. Die meisten Spieler auch.
Henri drehte sich so, dass er zum Spielfeldrand sehen konnte, und schaute mich fragend an, als er mich erblickte.
Ich schüttelte den Kopf. Er machte große Augen.
Noch ein, zwei Jahre, dann würde ich nicht mehr am Rand stehen. Noch ein, zwei Jahre, dann würde er nicht mehr auf mich hören. Noch ein, zwei Jahre, dann würde er nicht mehr meine Zustimmung suchen. Ich genoss es jetzt, hier zu sein und nicht mehr als ein leichtes Kopfschütteln zu brauchen.
Henri schob sich an dem Stürmer vorbei und ging Richtung Umkleiden, wo ich stand. Der Stürmer beschimpfte ihn weiter und stieß ihn mit beiden Händen in den Rücken, dass Henri zwei Schritte vorwärts taumelte.
Wieder sah er mich mit großen fragenden Augen an, wieder schüttelte ich den Kopf. Dann schaute ich zu den Vätern der gegnerischen Mannschaft und versuchte zu erkennen, ob der des Stürmers dabei war.
Der Stürmer stellte Henri von hinten ein Bein und stieß ihn ein weiteres Mal in den Rücken. Henri fiel hin. Blieb liegen. Suchte wieder meinen Blick. Ich schloss die Augen und deutete ein Nicken an.

Henri war drei, als er das erste Mal mit einem geschwollenen Auge aus der Kita kam. Und nicht erzählen wollte, wie es dazu gekommen war. Von alleine, wiederholte er stur, wenn man ihn danach fragte. Ist von alleine passiert. Das sagte er einige Monate lang. Bei jeder Blessur. Die Erzieherinnen waren beeindruckt, dass er nie weinte.
Er war fünf, als sich die Erzieher beschwerten, er würde sich zu schnell körperlich wehren. Er war sechs, als er sich entschied, nicht mehr auf dem Bürgersteig Fahrrad zu fahren, weil er es nervig fand, den Fußgängern ausweichen zu müssen. Er war sieben, als die Lehrer glaubten, mit seinen Ohren stimme etwas nicht. Er war acht, als sie behaupteten, er habe ADHS. Er war neun, als er die Schultasche unter der Kellertreppe versteckte, weil er es schöner fand, ohne Tasche in die Schule zu gehen. Er war zehn, als er den Unterricht verließ und nach Hause kam, weil der Lehrer ihn angeschrien hatte. Rabauke, sagte meine Schwiegermutter immer, und es klang liebevoll. Henri, ermahnte ich ihn oft streng. Und hörte ihn manchmal, wie er, wenn er sich unbeobachtet glaubte und etwas Verbotenes tat, leise Henri sagte, meinen Tonfall nachahmend.
In den letzten beiden Jahren war es deutlich besser geworden. Er hörte auf mich. Auf mich mehr als auf Nyah. Vielleicht lag es daran, dass ich als Mann für ihn interessanter wurde. Als Vorbild. Als Möglichkeit, wie man sein konnte, wenn man erwachsen war. Er wollte mir häufiger gefallen, und in den letzten Monaten hatte er mir kaum noch widersprochen. Ich wusste, dass es vielleicht nur die Ruhe vor dem Sturm war, und genoss es.
Es war nicht mein Wunsch gewesen, dass er zum Fußball ging, aber ich war mir auch nicht sicher, ob Boxen oder Kampfsport besser gewesen wäre für einen Jungen wie ihn.
Er hatte sich jetzt seit über einem Jahr nicht mehr geprügelt. Wie viele Stunden hatte ich dagesessen und ihm erklärt, dass Gewalt keine Lösung war. Dass er lernen musste, diesen Impuls zu kontrollieren. Ich war stolz, dass ich heute nur den

Kopf zu schütteln brauchte, damit er die Fäuste unten behielt. Nun stand er auf und schlug zu. Und ich freute mich. Dieser gut platzierte Schlag direkt auf die Nase des Stürmers erfüllte mich mit Genugtuung, mit Stolz. Diese Überraschung im Gesicht des Jungen, der gut einen Kopf größer war als Henri. Dann die Gegenwehr, sein Schlag, der ins Leere ging. Seine Wut, die ihn noch mal ausholen ließ. Die Geschicklichkeit, mit der Henri auch diesmal auswich. Henris nächster Schlag, ein Aufwärtshaken, der den Stürmer unter dem Brustbein traf und ihm die Luft nahm. Der nächste gegen die Schläfe.

Gewalt ist keine Lösung. Aber es kommt der Punkt, an dem man sich wehren muss. Der Stürmer, der gut zehn Kilo mehr wog als Henri, ging zu Boden.

Ich war mit meinem Stolz beschäftigt, ich bekam nicht richtig mit, dass sich einer aus der Gruppe der anderen Väter gelöst hatte. Ich verstand erst, dass das passiert sein musste, als ich sah, wie ein Mann Henri einen Klaps in den Nacken verpasste, einen harten Klaps, und ich hörte, dass er etwas sagte, aber da rauschte das Blut schon in meinen Ohren.

Die Welt verengte sich. Alles verengte sich. Stolz, Freude, Genugtuung, alles verschwand. Ich sah nur noch diesen Mann, während ich auf ihn zulief und schrie.

– Finger weg von meinem Sohn, du Arschloch.

Er verpasste Henri noch einen Klaps und drehte sich dann zu mir um. Ich sah nicht, was Henri machte, und auch nicht, was der Stürmer machte. Ich schlug zu. Mit der flachen Hand. In sein Gesicht.

Ich traf. Natürlich traf ich. Danach ging alles zu schnell. Er traf wohl auch, aber mit der Faust. Ich ging zu Boden. Ich muss das Bewusstsein verloren haben, nur kurz, Sekunden, höchstens zwei, aber ich weiß noch, dass ich die Augen aufschlug, versuchte, mich zu erinnern, was passiert war, und bevor es mir wieder einfiel, bekam ich einen Tritt in die Rippen. Da war ein Pulk von Vätern, viel Gebrüll, ein Durcheinander und ein Gerangel. Irgendwer half mir auf die Beine. Ich war benommen, doch ich sah mich um, wo Henri war. Ich sah seinen Blick. Ich kann nicht sagen, was das war in seinen Augen. Die Scham brannte, die Wut brannte, meine Hände zitterten, zwei Leute zogen den Vater des Stürmers weg, jemand gab mir ein Taschentuch.

– Verpiss dich, du dummes Arschloch, brüllte ich dem Mann hinterher, er versuchte sich zu lösen, aber wurde weitergezerrt. Als wir nach Hause gingen, wusste ich nichts zu sagen, und auch Henri schwieg.

– Was sagen wir zu Hause?, fragte Henri.

– Ist von alleine passiert.

HERR RICHTER

Arnold Elser landet in der Keupstraße, dort, wo am 9. Juni 2004 die Nagelbombe des NSU detonierte. Es ist das Jahr 2021, ein Jahr vor Arnold Elsers Geburt. Elser ist aus der Zukunft in unsere Zeit gereist, um zu bewirken, dass die NSU-Akten, die bis 2044 unter Verschluss sind, vorher der Öffentlichkeit zugänglich gemacht werden. 2044 ist Deutschland bereits ein faschistischer Staat und es ist zu spät für eine Auseinandersetzung.
Aus diesem Plot, der ein wenig nach Sci-Fi-Thriller klingt, nach Philip K. Dick und Terminator, *bastelt Adem Rexhepi, 31, in seinem fulminanten Debüt ein mehrdimensionales Bild der Gesellschaft, der jetzigen und der möglichen zukünftigen, und legt seinen Finger dabei in viele Wunden. Elsers Suche nach Unterstützung, Einfluss und Möglichkeiten führt ihn in die verschiedensten Milieus und Zusammenhänge. Doch fast niemand möchte ihm Glauben schenken, auch wenn viele davon beeindruckt sind, wie akkurat er zukünftige Ereignisse vorhersagen kann. Ein spannend geschriebener, gut recherchierter Roman.*

Für Leser von Stella, Der Vorleser, Er ist wieder da.

2044, *Roman, Adem Rexhepi, 221 Seiten, Mund-Verlag*

Im Supermarkt steht Adem vor dem Weinregal. Er kennt sich nicht aus mit Weinen, einen weißen wollte er kaufen, lieber etwas mehr ausgeben, nun nimmt er sein Handy aus der Tasche und gibt in die Suchmaschine *Weißwein zu indischem Essen* ein. Nur zwei Minuten später steht er mit zwei Flaschen Gewürztraminer zu je 14,90 an der Kasse.

Vier Straßen weiter klemmt er sich eine Flasche unter den Arm, um eine Hand zum Klingeln frei zu haben. Er drückt die Tür mit der Schulter auf und geht die breiten Altbaustufen hoch in den dritten Stock, wo Marc ihn an der Tür erwartet.

Adem fragt sich kurz, warum er im Supermarkt keine Tüte genommen hat, stellt dann beide Flaschen einfach auf den Boden, bevor er Marc die Hand gibt. Hinter ihm sieht er schon Snežana kommen.

Er weiß, dass sie hin und wieder im Fernsehen zu sehen ist, hauptsächlich aber Theater spielt, doch gesehen hat er sie noch nie. Sie ist groß, etwas größer als er, mit dunklen Haaren, die über die Schultern fallen, und einem kleinen Höcker auf der knochigen langen Nase.

Nachdem sie ihm die Hand gegeben hat, legt sie ihre Hände auf seine Oberarme und gibt ihm Küsse auf die Wangen.

– Willkommen, sagt sie, ich habe schon so viel von dir gehört. Das muss ja ein fantastisches Buch sein, das du da geschrieben hast, es liegt auf meinem Nachttisch, seit Wochen schon, aber die Proben für das neue Stück verlangen mir viel ab. Wenn ich mich abends hinlege, fallen mir sofort die Augen zu. Ich will es aber unbedingt lesen.

– Es kommen wahrscheinlich auch wieder andere Zeiten, sagt Adem, dreht sich zurück zur Tür, geht zwei Schritte, beugt sich hinunter und nimmt eine Flasche links und eine Flasche rechts.

– Ich weiß nicht so recht, ob das wirklich zu indisch passt, sagt er und gibt Marc die Flaschen.

– Das wäre nicht nötig gewesen. Und dann gleich zwei.

– Wenn es dir schmeckt, trinkst du allein eine ganze, hast du gesagt.

Marc nickt, schaut aufs Etikett und sagt anerkennend:

– Wenn Weißwein zu indisch, dann am ehesten den. Wir haben auch Kingfisher, falls du lieber Bier magst, komm rein.

Es ist ein langer Flur mit Holzdielen, sie gehen an drei Türen vorbei, bevor sie schließlich in die große Wohnküche mit ei-

nem freistehenden Gasherd gelangen. In einem Topf köchelt etwas auf kleiner Flamme und die Luft riecht nach Gewürzen und Frittiertem.
– Setz dich, sagt Snežana. Was möchtest du trinken?
– Ein Wasser.
– Aperitif vielleicht? Hugo, Martini, Campari?
– Nein, nein, danke, ein Wasser, ein stilles reicht vollkommen.
– Ich kann einen sehr leckeren Granatapfel-Ingwer-Aperitif, Marc mag den nicht, aber wenn du mir Gesellschaft leisten würdest …
– Erstmal nur Wasser, wirklich, besten Dank. Schön habt ihr es hier.
– Ja, wir sind ganz glücklich mit der Wohnung, sagt Marc. Du wohnst in Moabit, richtig?
– Ja, nicht weit vom Gefängnis.
– Bist du da aufgewachsen?, fragt Snežana.
– Nein, antwortet Adem, ich bin nicht aus Berlin. Als wir nach Deutschland kamen, waren wir zuerst fast drei Jahre in Landau, in der Pfalz, dann sind wir nach Berlin gezogen, direkt nach Moabit. Ein guter Freund meines Vaters wohnte schon da.
Snežana hat Adem ein Wasser gegeben und öffnet den Wein, den Adem mitgebracht hat. Sie schenkt zwei Gläser ein und fragt noch mal:
– Oder doch von dem Wein? Nur einen kleinen Schluck vielleicht, zum Anstoßen?
– Danke, nein.
Sie stoßen an, Adem mit dem Wasser, er bedankt sich für die Einladung.
– Schön, dass du Zeit gefunden hast, sagt Marc. Als meine Rezension erschien, habe ich schon damit gerechnet, dass das Buch erfolgreich werden würde, aber das Ausmaß konnte niemand absehen.
– Ja, sagt Adem, im Moment bin ich selten länger als drei Tage am Stück zu Hause, Alva ist langsam genervt, obwohl sie sich auch freut für mich.

– Schade, dass sie nicht mitkommen konnte, wir hätten sie gerne kennengelernt.
– Wie gesagt, sie hat keine Vertretung gefunden.
Marc steht auf, hantiert kurz am Herd und stellt dann einen großen flachen Servierteller auf den Tisch.
– Pakoras, gefüllt mit Erbsen und Paneer. Dazu eine Soße aus Tamarinden und ein Mangochutney. Mangochutney ist gekauft, der Rest ist selber gemacht. Bedien dich einfach. Guten Appetit.
– Wenn Marc indisch kocht, schmeckt das immer so richtig authentisch und nicht so wie in den meisten indischen Restaurants hier, sagt Snežana, während sie den Servierteller in Adems Richtung schiebt.
– Das kann ich nicht beurteilen, ich war noch nie in Indien, sagt Adem. Und fügt nach einer Pause hinzu: Nicht nur das, ich war noch nie außerhalb Europas.
– Krass, sagt Snežana. Ich kenne wahrscheinlich wenig Menschen, die das von sich sagen können.
– Ich bald auch nicht mehr. Ich habe eine Einladung ins Goethe-Institut in Boston.
Adem grinst und wirkt ein wenig verlegen.
– Ah, Boston, gratuliere, sagt Marc, wie schön. Das ist eine der ältesten Städte in Nordamerika, es gibt noch viele Gebäude, die an die georgianische Architektur erinnern. Ich war immer gerne da, reiches Kulturleben, Harvard direkt in der Nähe. Ich kenn den Leiter des Instituts nicht, aber du wirst bestimmt eine gute Zeit haben.
– Die Pakoras schmecken echt gut, sagt Adem mit vollem Mund, auch wenn ich nicht den Vergleich habe.
– Ja, köstlich, Marc, wirklich, sagt Snežana, zum Reinlegen. Du hast dich selber übertroffen.
Sie stöhnt genüsslich und etwas übertrieben. Dann wendet sie sich an Adem:
– Wie gesagt, ich habe dein Buch noch nicht gelesen, aber ich kenne ja die Geschichte und Marc konnte mir eine Frage nicht beantworten: Du hast *Terminator* gesehen, richtig?

– Klar, sagt Adem. Das ist ja eine offensichtliche Referenz in dem Buch.
– Ich bin vom Fach, ich kann die Referenz erkennen, auch wenn ich den Film nicht gesehen habe. Tiefste 80er, einer von diesen rein weißen Filmen, in denen Diversität ein absolutes Fremdwort ist. Aber ist ja vierzig Jahre später nicht wirklich besser, die meisten Filme und Serien kann ich einfach nicht gucken, was interessiert mich eine Welt, die nur weiß, männlich und sexistisch ist.
– Ich habe so ein Faible für Gangsterfilme und -serien, sagt Adem. *Shottas, Top Boy, Ill Manors, Blood in, Blood out* und so. Da sind die Schauspieler dann meist nicht weiß.
– Ja, aber das ist auch Teil des Problems, entgegnet Snežana. Entweder ist alles sauber und weiß, oder es ist Gangsta, so richtig böse, dann dürfen People of Color Hauptrollen spielen. Mafia und Italien ist noch irgendwie schick, das sind Weiße und die essen gerne gut, ehren ihre Mutter und verstehen was von Dolce Vita, sind halt nur leider gewalttätig. Aber was kannst du spielen in Deutschland, wenn du dunkle Haare und nennenswerte Augenbrauen hast? Drogendealer, Türsteher, Arbeitslose. Oder in meinem Fall geht so ein Modepüppchen mit viel zu langen Fingernägeln oder eine Prostituierte in einem Krimi für ein drittes Programm. Oder Putzfrau. Ich bin denen zu dunkel, um auf der Bühne das Gretchen zu geben. Im Fernsehen bin ich nie blond genug, um eine Ärztin zu spielen oder eine Anwältin. Die Nase zu groß, um jemanden mit Erfolg zu verkörpern. Allein schon mit wem ich bei der Aufnahmeprüfung für die Schauspielschule war. Nicht Dilaras und Aynurs, sondern Annikas und Sarahs. Man braucht sich nur Filme und Theaterstücke anzuschauen, um zu wissen, dass das ganze Land rassistisch und sexistisch ist, dafür braucht man keine Nachrichten und Debatten. Deswegen will ich auch unbedingt dein Buch lesen. Wenn ich das richtig verstehe, kann man da sehen, dass hier überall noch Nazis sitzen. Und wo zufällig keine Nazis sitzen, sind wir immer noch struktureller Gewalt ausgesetzt. Deutschland versucht uns mit aller Macht kleinzuhalten.

Marc nickt bestätigend und sagt:
– Immer ein wenig schwierig, als weißer Mann aus gutbürgerlichen Verhältnissen diese Wahrheit zu akzeptieren.
Er lacht ein wenig angestrengt. Adem dreht die Gabel zwischen seinen Fingern, scheint zu überlegen und sagt dann:
– Das ist ja wie immer nur ein Teil der Wahrheit. Nur in solchen Verhältnissen, wie wir sie haben, kann ja ein Buch wie *2044* so erfolgreich sein. Ja, es gibt Nazis, aber es gibt ja auch Menschen, für die es selbstverständlich ist, dagegen zu sein. Besonders, wenn man im Verdacht steht, auf der falschen Seite zu stehen. So wie du dich eben so halbironisch als weißer Mann aus gutbürgerlichen Verhältnissen bezeichnet hast. Gerade dann muss man irgendwie beweisen können, dass man eben nicht so ist, wie man laut Stereotyp sein könnte. Das heißt, Menschen wie ich finden bei Menschen wie dir auch einen Nährboden für Erfolg. Dass *2044* so groß werden würde, konnte ich nicht ahnen, aber ich habe damit gerechnet, dass es erfolgreich wird. Nazis, Rassismus, Attentate, Ausgrenzung, Verschwörungen auf höchster Ebene, das alles von jemandem, der keinen deutschen Namen hat, spannend geschrieben, aber nicht zu einfach, Autor offensichtlich gebildet und gut informiert. Es gibt in diesem Land eine Obsession mit dem Thema, Serdar Somuncu hat seine Karriere auf *Mein Kampf* aufgebaut. Am liebsten bekommt man es serviert von jemandem, den man nicht als Deutschen wahrnimmt.
Snežana sieht ihn mit leicht offenem Mund etwas ungläubig an, während Adem noch einen Bissen von seinem Pakora nimmt.
– Das war Kalkül?, fragt sie.
Adem kaut und scheint das Essen zu genießen, er fühlt sich nicht angegriffen von dieser Frage. Marc sieht ihn auch abwartend an. Adem schluckt und lehnt sich zurück.
– Kalkül ist ein böses Wort dafür, sagt er. Ich wollte nur sagen, dass die Wahrheit vielschichtig ist. Es gibt ja offensichtlich ein Problem mit diesen NSU-Akten, sonst würden sie sie freigeben. Es wird offensichtlich wenig getan, um das Leben

gewisser Menschen zu schützen. Sie wollen uns weismachen, das seien nur drei Leute gewesen, und wenn sie könnten, würden sie auch noch sagen, dass die nicht mal rechtsextrem waren, sondern psychotisch. Wie kann ich das so verpacken, dass ich möglichst viele Menschen damit erreiche, habe ich mich gefragt. Und es ist ja immer noch kein Mainstream, die Verkaufszahlen liegen weit hinter Büchern wie *Stella* oder *Er ist wieder da*, eben weil es auch wehtut und nicht so behaglich ist. Aber ich wollte Erfolg haben und habe geschaut, wie man das wohl bewerkstelligen kann. Ich bin nicht einer, der verkannter Künstler sein will und sich einen darauf runterholt, dass die Leute ihn nicht verstehen, einer, der nur eine Elite erreichen möchte, die hohe Literatur schätzt und dem die anderen egal sind. Ich wollte, dass alle dieses Buch lesen können, auch die, die die ganzen filmischen und literarischen Referenzen nicht erkennen können. Ich sitze ja jetzt privat hier, in eurem privaten Raum, also rede ich vielleicht zu offen, keine Ahnung, das geht ja jetzt irgendwie auch gegen Marc, so: Ich weiß genau, welche Knöpfe ich bei dir und deinesgleichen drücken muss, damit du so reagierst, wie ich das möchte. Das mag niemand. Deshalb würde ich das in einem anderen Rahmen für mich behalten, weil ich weiter Bücher schreiben möchte, ich bin kein guter Lehrer, ich will nicht zurück und Berufsschüler unterrichten. Aber ich denke, es ist wichtig, sich vor Augen zu halten, dass oft nur ein Teil der Wahrheit sichtbar ist. Und den anderen muss man meistens gut dosieren.

– Du meinst also, man soll nicht immer alles so negativ sehen?, fragt Marc mit ehrlich scheinender Neugier.

– Nein, antwortet Adem, ich meine, man soll die Dinge weder positiv noch negativ sehen. Sondern versuchen, alle Seiten gleichzeitig zu erfassen. Es lag eine Chance darin, Adem Rexhepi zu heißen und so ein Buch zu schreiben. Aber gleichzeitig bin ich ja eingeschränkt. Ich habe gerade gesagt, Somuncu hat seine Karriere darauf aufgebaut, aber zeig mir einen Schwarzkopf in diesem Kulturbetrieb, der mit Themen, die nur die Mehrheitsgesellschaft berühren, erfolgreich ist.

Schwarzköpfe machen nur Schwarzkopfthemen. Oder spielen halt nur stereotype Schwarzköpfe im Fernsehen und auf der Bühne. Das ist eine Einschränkung. Aber auch eine Chance.
– Aber genau davon wollen wir ja weg, sagt Snežana nun etwas lauter. Wir wollen nicht die Chance, mit Herkunft zu punkten, wir wollen einfach gleiche Chancen. Das ist Diversität. Und nicht, dass es jetzt auch einen deutschen Schriftsteller albanischer Herkunft gibt. Du musst frei sein in der Wahl deiner Themen, und ich will die Möglichkeit haben, mal 'ne Anwältin zu spielen. Aber wir haben nicht die gleichen Chancen. Als Person of Color musst du immer härter arbeiten als die anderen, du musst mehr Biss haben, mehr Ehrgeiz, mehr Willen, mehr Konzentration, du musst bereit sein, mehr Opfer zu bringen.
Adem reagiert nicht, Marc nickt und deutet mit dem Kinn auf die beiden verbliebenen Pakoras auf dem Teller, Adem schüttelt den Kopf.
– Es ist eine Sache, sich das rein intellektuell bewusst zu machen, sagt Marc, aber eine ganz andere, es jeden Tag hautnah mitzuerleben. Und ich stecke ja nicht mal in einer dunkleren Haut.
Snežana schenkt ihm und sich noch Wein nach und fragt Adem zwei weitere Male, ob er beim Wasser bleiben möchte. Marc steht auf, nimmt den Teller und stellt ihn aufs Sideboard, Snežana steht auf, um Marc zu helfen.
– Benghan Curry, Daal, Mangochutney, Raita, Basmatireis und Puri, sagt Marc etwas später, als er die Teller auf den Tisch stellt.
– Das sieht toll aus, sagt Adem. Vielen Dank. Essen ist ja echt ein Problem für mich auf diesen Lesereisen. Manchmal nehmen die Veranstalter einen mit irgendwohin, aber ich esse ja nicht so spät, lieber am späten Nachmittag, aber dann ist man in einer Stadt, in der man sich nicht auskennt, und muss sich auf die Bewertungen von Fremden aus dem Internet verlassen. Ich fühle mich echt entschädigt für das Essen der letzten Wochen, danke.
– Probier erstmal, sagt Marc.

– Ich bin mir sicher, dass es großartig ist. Ist ja wie im Restaurant auch, nach der Vorspeise weiß man, ob die etwas können oder nicht.
Kurz darauf sagt er mit vollem Mund.
– Lecker dieses Brot. Wie heißt das?
– Puri, sagt Marc, das gibt es in Indien oft, hier kriegst du meistens Naan oder Roti im Restaurant. Puri wird halt in Öl ausgebacken und Fett ist nunmal Geschmacksträger.
Er legt eine Hand auf seinen Bauch und sagt:
– Wie man an mir sieht.
– Ich habe einen Onkel, der Bäcker ist, sagt Adem, der hat eine Bäckerei in Zagreb, die heißt Romajë, wie das Dorf im Kosovo, aus dem er kommt. Am Abend verschenkt er das übrig gebliebene Brot und Gebäck an die Armen, und weil sie ihm vorwerfen, dass er trotz Verbot nach neun Uhr noch Brot verkauft, muss er Strafe zahlen. Insgesamt schon über 40.000 Euro. Der wäre fast pleite gegangen. Aber er hat sich geweigert, das Brot in den Müll zu werfen, und hat es weiterhin an die Bedürftigen verschenkt.
– Ist das eine wahre Geschichte, oder hast du dir die gerade ausgedacht?, fragt Marc.
– Das ist eine wahre Geschichte, antwortet Snežana, der war sogar im Fernsehen damit, ich habe den gesehen. Das ist lange her, 2008 vielleicht. Das ist dein Onkel?
– Ja, das ist ein Onkel mütterlicherseits. Azgan Qenaj.
– Ich bin beeindruckt, sagt Marc. Solche Geschichten gibt es hier ja kaum. 2008 schon, fügt er überlegend hinzu. Und wie lange gibt es hier jetzt diese App? Too good to go? Kennst du das, Adem? Wir nutzen die manchmal, da bieten Läden Lebensmittel, die sonst weggeworfen würden, zu einem kleinen Preis an, man kann die einfach in der App kaufen und dann dort abholen.
– Ne, kenne ich nicht, sagt Adem, aber das klingt mehr wie eine Wohlfühlvariante für reichere Länder, von irgendwelchen Start-up-Leuten ausgedacht. Mein Onkel verschenkt es an Menschen, die wirklich in Not sind.

– Vielleicht wäre das Stoff für einen Roman, sagt Marc.
Adem nickt einfach. In den letzten Monaten hat er den Satz häufig so oder so ähnlich gehört. Alle scheinen Romanideen zu haben, sobald sie in Gegenwart eines Autors sind.
– Ich weiß nicht genau, wie das im Literaturbetrieb ist, auch wenn ich mit Marc zusammen bin, aber wahrscheinlich sind Erfahrungen übertragbar, weißt du, dieses Herkunft-als-Chance-Sehen, das verstärkt ja einen bereits vorhandenen Rassismus, setzt Snežana noch mal an. Da ist diese Schauspielagentur, sunbeam, die haben ihre Schauspieler angeboten unter der Rubrik *Oriental*. Die hatten drei Rubriken. Schauspielerinnen, Schauspieler, und dann *Oriental*. Falls man was Exotisches möchte. Und unter Oriental waren dann Araber, Schwarze, Asiaten und alles, was sonst noch nicht blond ist. Es ist eine der angesehensten Agenturen des Landes und bei denen sind wir nicht Schauspieler, wir sind *Oriental*. Othering at its best. Und als ich sie darauf aufmerksam gemacht habe, dass das rassistisch ist, haben sie geantwortet, dass die Kunden das so wünschen und dass ich das wohl falsch verstehe, es sei nicht rassistisch gemeint. Die Würde des Almans ist unantastbar, aber uns kann man einfach mal so als *Oriental* klassifizieren. Das hat nichts mit schauspielerischen Fähigkeiten zu tun. *Oriental* kann halt nicht einen Arzt spielen, eine Anwältin oder eine Managerin. Wo soll da die Chance liegen, wie soll da Diversität entstehen? Da sitzen einfach Drecksnazis, aber wenn du es ihnen ins Gesicht sagst, sind sie beleidigt und sagen, man würde sie falsch verstehen.
Adem schaut sie an, als würde er überlegen. Dann sagt er:
– Ich sage gar nicht, dass du Unrecht hast. Nur, dass es halt viele Arten gibt, das zu betrachten, und noch mehr Arten, damit umzugehen. Wenn du mit Marc streitest, was in jeder Beziehung vorkommt, dann wahrscheinlich, weil du eine Eigenschaft an ihm nicht magst. Aber das heißt ja nicht, dass man den ganzen Menschen nicht mag, sondern nur einen …
– Rassismus ist kein Aspekt. Und auch keine Meinung, fällt Snežana ihm scharf ins Wort. Rassismus ist ein Verbrechen.

Und ein Verbrecher gehört hinter Gitter, auch wenn er nett zu Katzen oder sonstwas ist.
Marc hat aufgehört zu kauen und vielleicht auch aufgehört zu atmen. Seine Frau herrscht seinen Gast an und er weiß nicht, wie er sich verhalten soll.
– Darauf wollte ich auch nicht hinaus, sagt Adem. Analogien haben den Nachteil, dass sie nie ganz greifen. Was ich beleuchten wollte, ist das: Wenn du jeden Tag Marc zwei Minuten an die Sachen erinnerst, die du an ihm nicht magst, wird er sich – wahrscheinlich, so gut kenne ich ihn natürlich nicht, aber wahrscheinlich wird er sich zurückziehen und diese Eigenschaft, Angewohnheit, nervige Meinung, was auch immer es ist, kleinreden. So reagiert man in der Regel, wenn man sich angegriffen fühlt. Also kann es möglicherweise einen Weg geben, diese Agentur behutsamer auf ihren Fehler hinzuweisen, als gleich zu sagen, dass es Nazis sind.
– Ich soll sie also anders nennen, obwohl sie Rassisten sind? Ich soll sie anlügen, damit sie sich nicht verletzt fühlen? Ich soll Rücksicht auf die nehmen? Die sind die Täter, nicht ich. Das ist Täter-Opfer-Umkehr.
– Ja. Aber die Frage ist ja, wie kann man zu einer Einigung kommen? Es sind Menschen, die verletzt sind und sich zurückziehen. Aber wir müssen nicht die Menschen ändern, sondern die Umstände, die dazu führen, dass sie so handeln. Vielleicht wollen die Kunden das wirklich so, weil sie es einfacher finden. Und vielleicht würde man das als Kunde auch wollen. Wie könnte ein Konsens entstehen?
– Also Rücksicht auf Nazis? Nicht ermorden, wie in deinem Buch?
– Wir leben hier ja alle zusammen in Deutschland und wir leben hier gut. Bevor ich Lehrer geworden bin, habe ich ein halbes Jahr in Pristina gelebt, wir haben Verwandte dort. Und ehrlich gesagt, hatte ich nicht den Arsch in der Hose, um dort zu bleiben. Ich habe auf eine Art weniger Ausgrenzung erlebt, ja, aber das Leben ist definitiv härter, als es hier ist. Von dieser Basis aus könnten wir agieren. Uns geht es gut hier, lass

uns gemeinsam schauen, wie wir es noch weiter verbessern können.

– Du meinst, wir sollen dankbar sein, weil wir hier sein dürfen, du willst so der Lieblingskanake der Deutschen werden, soll ich dich Onkel Tom nennen?

Marc berührt seine Frau leicht am Arm, die daraufhin genervt den Arm zurückzieht und den Kopf schüttelt. Sie sieht Adem herausfordernd an.

– Nein, wir müssen nicht den Deutschen dankbar sein, antwortet der. Aber vielleicht einfach dankbar sein, dass wir in so einer guten Gegend des Planeten leben. Das geht nicht, wenn wir uns nur als Opfer des Systems begreifen. Und es geht auch nicht, wenn wir aufstehen und der Macht nur aggressiv entgegentreten. Heftige Reaktionen führen zu Gegenreaktionen. Es müsste einen Mittelweg geben, einen, der nicht zu Rückzug und Kleinreden auf der anderen Seite führt. Und gleichzeitig sind wir natürlich Opfer, weil wir nicht gleichberechtigt sind. Es ist ein Balanceakt, wie so vieles im Leben. Man muss ein Gleichgewicht finden, sonst ist es wie bei einem Betrunkenen, wenn man zu sehr in die eine Richtung pendelt, nimmt man die andere, um es auszugleichen, und eh man sich versieht, knallt man gegen die Hauswand oder landet auf der Fresse.

– Kennst du das Zitat von Malcolm X, mit dem Messer?, fragt Snežana scharf, und noch bevor sie ihre Frage selber beantworten kann, sagt Adem:

– Klar, wenn sie ein Messer in deinen Rücken stecken und es ein wenig herausziehen, gibt es keinen Fortschritt. Wenn sie es ganz rausziehen, gibt es keinen Fortschritt. Aber sie geben nicht mal zu, dass das Messer da ist. Fortschritt ist, wenn die Wunde heilt.

– Eben, sagt Snežana etwas zu laut, eben. Sie geben es nicht mal zu. Und du willst dann versöhnlich sein? Mitfühlend? Einen Mittelweg finden? Du willst ein Gleichgewicht, während du mit einem Messer im Rücken am Boden liegst? Ist dir in den Sinn gekommen, dass wir den Kampf verlieren wegen

Leuten wie dir? Die einfach das System für sich nutzen, erfolgreiche Bücher schreiben und es sich verdammt noch mal leisten können, so sanft zu sein? Was ist mit den anderen, was ist mit deinen Brüdern und Schwestern?

Marc nestelt an seinem Hemdkragen, sieht Snežana an, sieht entschuldigend zu Adem, nimmt einen Schluck von seinem Wein.

– Sie kann ganz schön leidenschaftlich werden in einer Diskussion, sagt er nun und lacht dabei, was sich nicht mal gekünstelt anhört, sondern hilflos.

– Red nicht so über mich, wenn ich dabeisitze, sagt Snežana ohne sich ihm zuzuwenden. Sie blickt Adem an, das Kinn leicht vorgeschoben, abwartend.

– Ehrlich gesagt ist mir das schon oft in den Sinn gekommen, sagt Adem. Aber die Frage bleibt ja: Wie bekommen wir sie dazu zuzugeben, dass es dort ein Messer gibt? Fortschritt geht nur gemeinsam. Es geht alles nur gemeinsam. Die Erde ist eine Kugel und auf einer Kugel kann man niemanden an den Rand drängen. Bevor das nicht alle begriffen haben, ist es Reaktion und Gegenreaktion. Es ist alles nur Kampf. Schau mal, nicht mal wir beiden schaffen es, uns hier beim Essen entspannt zu unterhalten. Sogar wir kriegen uns in die Haare, weil einer Recht haben muss und einer Unrecht. Weil einer die eine Meinung hat und einer die andere. Aber Meinungen müssen auch divers sein. Wir müssen ja über das Messer reden können und sogar darüber, dass jemand glaubt, es sei nicht da. Es ist leicht, Diversität einzufordern, aber man muss sie ja überall zulassen. Wir lassen uns spalten in Lager. Das macht es der Macht leicht, über uns zu herrschen. Wir teilen uns in Rassisten und Nichtrassisten, in Malcolm-Anhänger und King-Anhänger, in Moslems und Ungläubige, in alte weiße Männer und junge nicht-weiße Frauen. Und unter marginalisierten Postmigranten unterscheiden wir Menschen, die in ihrem Herkunftsland zu den Unterdrückern zählen und Menschen, die auch in ihrem Herkunftsland unterdrückt werden. Wir kritisieren, dass sich hier alle gleichermaßen als Systemopfer sehen. Wir un-

terscheiden, wir denken, wir versuchen zu verstehen und haben jede Menge Theorien, aber in der Praxis geht es nicht darum, wie gut wir Dinge voneinander unterscheiden können, nicht darum, wie gut wir Unterschiede herausarbeiten, sondern ob wir fähig sind, eine Basis an Gemeinsamkeiten zu finden. Wir müssen anfangen mit: In der Wahrnehmung der Einen gibt es Messer. Wer wo eines stecken hat und ob es sie wirklich gibt, ist erstmal egal. Wir brauchen eine Bereitschaft zu verstehen, wie sich ein Messer anfühlen kann. Sonst sind wir mit Beweisen und Gegenbeweisen beschäftigt. Wenn es diese Bereitschaft gibt, dann können wir sehen, was man gegen diese Verletzung tun kann. Ich glaube nicht, dass ich der Grund dafür bin, dass es Messer gibt. Verstehst du, was ich sagen will?
Adem hat weitgehend entspannt gesprochen, Marc hat derweil sein Glas ausgetrunken und sich neuen Wein eingeschenkt. Snežanas Augen haben sich verengt. Mit drei Fingern hält sie den Stiel ihres Glases und man kann sehen, wie weiß ihre Nägel sind.
– Du kommst hierher und leugnest Wahrheiten. Es soll okay sein, zu sagen, es gibt keine Messer? Die Fakten sind klar. Das weiß jeder. Was du willst, wirft uns um Jahrzehnte zurück. Du provozierst nur und dann tust du so, als wärst du der Dalai Lama. Und selbst der möchte Tibet retten. Und nicht darüber diskutieren, ob es das überhaupt gibt. Aber dir geht es vielleicht nur um den eigenen Arsch und darum, klug daherzureden, fährt Snežana Adem jetzt an.
Adem legt kurz den Kopf ein wenig schief, als wollte er sagen, okay, dann ist das eben so.
– Snežana, sagt Marc bittend, und jetzt dreht Snežana den Kopf und sieht ihren Mann an. Adem ist ein wenig überrascht, dass der Blick, den sie für ihren Mann hat, noch giftiger ist als der, den er bekommen hat.
– Ihr entschuldigt mich kurz, sagt Snežana und steht auf und geht mit beherrschten Bewegungen aus der Tür.
Adem sieht Marc an, der die Hälfte seines Glases austrinkt und

etwas hilflos die Schultern hochzieht. Einige Sekunden zähes Schweigen. Dann sagt Adem:
– Ist jetzt ein wenig schwer, ich weiß nicht, wie ihr das sonst macht. Ich will gar nicht Recht behalten, echt nicht. Ich werde den Rest des Abends nichts mehr sagen, was provozieren könnte, versprochen. Vielleicht können wir noch gemeinsam den Rest des Essens genießen. Es ist echt lecker. Soll ich sie bitten oder du?
Marc zögert, nickt, stützt sich mit den Händen am Tisch ab und steht auf. Seinem Gang nach zu urteilen muss er schon beim Kochen das eine oder andere Glas getrunken haben.
Adem lehnt sich zurück. Nimmt das Handy aus der Tasche. Keine Nachricht von Alva. Natürlich keine Nachricht von Alva. Er hätte ja gemerkt, wenn sein Handy vibriert hätte.
Tut mir leid, dass ich so genervt war, hat er geschrieben. Vor mittlerweile drei Stunden schon. Sie hat die Nachricht gelesen, aber nicht geantwortet. Es ist kurz vor neun, der Kurs am Dienstag geht bis halb zehn. Oder war das der am Mittwoch? Sie ist ohnehin regelmäßig genervt, weil er sich die Zeiten nicht merken kann. Vielleicht antwortet sie noch, vielleicht spricht sie aber auch die nächsten zwei Tage, die er noch zu Hause ist, gar nicht mit ihm.
Adem steht auf, füllt sich Wasser aus der Leitung nach statt aus der Karaffe. Sieht sich die Espressomaschine an, so ein glitzerndes Ding mit zwei Düsen, der Griff des Siebträgers aus Holz. Die Dunstabzugshaube hängt wie eine große Designerglocke von der Decke und hat eine LED-Anzeige.
Die Wohnung scheint groß zu sein, der Herd sieht teuer aus, die Abzugshaube sieht teuer aus, im Flur hingen Bilder, die Originale sein dürften. Adem überlegt, wo wohl das Geld herkommt. Soweit er weiß, verdient man nicht schlecht am Theater und als Kulturredakteur einer großen Zeitung bringt man wahrscheinlich auch in diesen Zeiten noch nennenswert Geld nach Hause, aber so eine Wohnung in dieser Lage dürfte gut 2.000 kosten. Doch vielleicht zahlen sie keine Miete, ist ja möglich. Marc kommt aus gutbürgerlichen Verhältnissen, wie

er gesagt hat. Vielleicht hat Snežana ja viel eher schon ihren Arsch gerettet als er seinen.
Er spitzt die Ohren, hört aber keine Stimmen aus einem der anderen Zimmer. Er denkt daran, wie er Alva vorhin angeschrien hat, er könne auch nichts dafür, es sei halt eine Einladung und er habe sie nicht ablehnen wollen. Warum ist er so laut geworden? Hätte er es nicht auch freundlicher sagen können? Aber dafür hätte dieser Vorwurf nicht im Raum stehen dürfen, dass sie ihm egal ist.
Da sind gute zwei Meter Kochbücher auf einem einzelnen Regalbrett, das direkt an die Wand montiert ist. In manchen stecken Lesezeichen. Adem schaut noch mal auf sein Handy. Setzt sich dann wieder hin.
Er vermengt noch ein wenig Curry und Reis und stippt es mit dem Brot auf. Marc ist Deutscher, denkt er, und angetrunken dazu, dem kann man es vielleicht nicht übelnehmen. Aber dass Snežana mich als Gast so behandelt, ist schon unverschämt. So oft hat sie gefragt, ob ich nicht doch Wein möchte, sie hat es nicht bei meinem Nein belassen wie eine Deutsche. Und dann behandelt sie mich so. Doch dann lächelt er, weil er denkt: So ist das mit meinen Vorurteilen und kulturellen Erwartungen. Ist ihr Recht, den Gast so zu behandeln, wie man das in diesem Land tut. Da bringen einen die Leute manchmal nicht mal bis zur Tür, wenn sie einen verabschieden.
Adem hört Dielen knarren, dreht aber nicht den Kopf. Marc räuspert sich kurz im Türrahmen und sagt dann:
– Sie kommt gleich.
– Kein Problem, sagt Adem. Soll ich vielleicht besser gehen?
– Nein, nein, um Gottes willen. Bleib.
– Wäre auch schade ums Essen, versucht Adem zu scherzen, ist wirklich gut geworden.
Marc macht die zweite Flasche Wein auf und füllt sein Glas erneut.
– Sie ist manchmal ..., fängt er an, schweigt aber dann.
Adem könnte sich jetzt mit ihm verbrüdern, könnte erzählen von dem Streit mit Alva. Wie blöd sie es findet, dass er nur

noch so selten zu Hause ist, dass sie sich mehr Unterstützung von ihm wünscht, jetzt, wo sie endlich die Yogaschule eröffnet hat, wie sie die Türen knallt, wie sie manchmal tagelang schweigt. Marc würde sich dann vielleicht etwas besser fühlen. Aber er nicht. Er möchte diese Art von Intimität nicht. Vielleicht hat Alva ja Recht. Vielleicht hätte er die Einladung ablehnen sollen und zu Hause auf sie warten. Vielleicht könnte er diese Situation ja als Vorwand nehmen und früh gehen. Vielleicht hat er Snežana gereizt, weil er schon geahnt hat, dass sie so reagieren könnte. Vielleicht wollte ein Teil von ihm, dass der Abend so wird, damit er früh gehen kann. Bei Alva sein. Nein, sagt er sich dann, nein, ich wollte einfach nur reden, wie soll ich wissen, dass sie Argumente und Emotionen nicht auseinanderhalten kann.

Snežana kommt rein, murmelt Entschuldigung und setzt sich wieder. Jeder schiebt sich eine Gabel Essen in den Mund, schweigend. Eine zweite. Noch vor der dritten beginnt Marc über *Atlanta* zu reden, was für eine klug gemachte Serie das ist und wie er Donald Glover bewundert und wie vielseitig talentiert der Mann ist.

Adem versteht, dass Marc über etwas Unverfängliches sprechen möchte, aber dabei übersieht er gerade, dass es auch in *Atlanta* um Rassismus geht, um Selbsthass von Marginalisierten, um Heterogenität von vermeintlichen Communitys und über die Konstruktion von Unterschieden. Er würde gerne darüber reden, er hat die Serie auch gesehen, aber er tut jetzt einfach so, als würde er sie nicht kennen.

Ob in der Beziehung, ob bei der Arbeit, ob in der Gesellschaft, alle wollen einen Feind, alle haben Beweise zur Hand und können belegen, dass die anderen Unrecht haben. Jeder will die Welt nur als Gerichtssaal, denkt er, aber da ist kein Richter und wenn man Recht hat, folgt daraus nichts.

ERDKUNDE

Er saß auf der Bank, den Stoffbeutel neben sich, den Reißverschluss der Jacke ganz hochgezogen, die Hände in den Taschen. Es war Sonntag, und während er auf das Wasser sah, dachte er wieder an diesen Tag.

Ein Dienstag, dritte Stunde, Erdkunde bei Herrn Kurbjeweit, der immer Cordsakkos mit Flicken an den Ellenbogen trug und vor dem alle Angst hatten, weil er streng war und weil er statt seiner linken Hand eine schwarze Prothese hatte. Den Griff seines Aktenkoffers klemmte er mit seiner gesunden Rechten in die Prothese, wenn er am Ende der Stunde das Klassenzimmer verließ.

Sechste Klasse, er wusste noch genau die Sitzordnung, in der Mitte zwei Zweiertische nebeneinander, links und rechts an der Wand jeweils nur einer. Vier Reihen. Er kannte immer noch die Namen aller Schüler und wusste, wo sie gesessen hatten.

Er saß zusammen mit Richard Stefer in der letzten Reihe. Richard und er konnten nicht viel miteinander anfangen und ließen sich meistens in Ruhe.

Er wusste noch, was er an diesem Tag angehabt hatte, ausgewaschene Jeans von C&A und ein Flanellhemd vom Flohmarkt. Er wusste sogar, was Richard angehabt hatte. Doch so oft er auch darüber nachgedacht hatte, er konnte nicht mehr sagen, was das Thema in dieser Stunde gewesen war.

Nach ungefähr zehn Minuten hatte es an der Tür geklopft und Herr Kurbjeweit hatte Herein gerufen, unfreundlich und barsch, wie er immer war.

Die Tür ging zögerlich auf und seine Mutter trat ein. Er hielt die Luft an. Die blonden Haare hatte sie hochgesteckt, aber

nicht gekämmt. Sie trug das blaue Kleid mit den weißen Punkten, die nackten Füße in den flachen Schuhen, die fast wie Ballerinas aussahen. Sie trug Wimperntusche, das konnte er aus der Entfernung erkennen, Wimperntusche und ein wenig Kajal, sie war nicht einfach so in die Schule gekommen. Er hielt die Luft an, sein Herz schlug schneller.
– Guten Morgen, sagte seine Mutter, entschuldigen Sie die Störung. Wim hat sein Buch zu Hause vergessen.
Sie wartete Herrn Kurbjeweits Reaktion nicht ab, sondern drehte sich suchend in Richtung der Klasse. Jetzt erst sah er das Buch in ihrer Hand. Er stand auf, sein Herz schlug noch schneller, doch er freute sich. Es war ihm völlig egal, was die anderen dachten oder ob Herrn Kurbjeweit ihm eine Strafpredigt halten würde über mangelnde Ordnung und schlechte Arbeitsmoral. Dass ihm das alles egal war, hatte er erst später verstanden. In diesem Moment sah er nur seine Mutter.
Sie blickte ihn an, direkt in die Augen. Und sie lächelte. Lächelte.
Als er nah genug bei ihr war, legte sie ihm eine Hand auf die Schulter, gab ihm das Buch. Dann beugte sie sich vor und gab ihm einen Kuss. Sie war eine kleine Frau, nicht viel größer als er. Es war kein kurz dahingehauchter Kuss, ihre Lippen lagen warm und weich auf seiner Stirn und er hatte Zeit, die Augen zu schließen und ihren Geruch einzuatmen. Zigarette gemischt mit diesem Duft an ihrem Hals, den er so mochte und der ihn immer an Vanilleeis erinnerte.
Ihre Hand lag immer noch auf seiner Schulter, als sie sich wieder aufrichtete. Da war etwas in ihrem Blick, das er nicht verstand, doch sie lächelte und sagte:
– Mach's gut.
– Bis später, sagte er.
Seine Mutter sah zu Herrn Kurbjeweit, der weniger streng aussah als sonst, sagte Danke, drehte sich um und ging zur Tür. Erst nachdem sie die Tür geschlossen hatte, drehte auch er sich um und ging zurück an seinen Platz. Er hörte, wie zwei,

drei kicherten, vielleicht waren es auch vier oder fünf, doch das störte ihn nicht.
Er wusste es nicht mehr genau, aber er musste gelächelt haben. Den Rest der Stunde musste er gelächelt und sonst nichts mitbekommen haben.
Sie hat mir mein Erdkundebuch gebracht. Sie hat gewusst, dass ich heute Erdkunde habe. Sie hat gesehen, dass das Buch noch auf meinem Schreibtisch lag. Sie hat sich die Wimpern getuscht. Sie ist die Viertelstunde bis zur Schule gelaufen. Sie geht jetzt zurück. Vielleicht wird sie etwas kochen. Ja, vielleicht wird sie etwas kochen und dann in der Küche auf mich warten. Oder mich an der Tür begrüßen, wenn ich aufschließe. Vielleicht wird sie mir wieder einen Kuss auf die Stirn geben. Oder auf die Wange. Sie wird fragen, wie die Schule gewesen ist. Wir werden essen und reden. Vielleicht hat sie Hamburger und Pommes gemacht. Nach dem Essen wird sie sagen: Mach du doch deine Aufgaben, während ich die Küche aufräume, ich komme gleich und schaue mal.
Sie hat immer noch das blaue Kleid an, aber vielleicht hat sie die Haare nun gekämmt. Oder sie wird sie kämmen, nachdem sie die Küche aufgeräumt hat. Sie wird dann in mein Zimmer kommen und sich über mich beugen und auf mein Heft schauen. Ich werde sie riechen können.
Das Buch. Sie hat mir das Buch gebracht. Sie hat geklopft. Sie hat gegrüßt. Sie hat gelächelt.
Er sah aus dem Fenster und träumte. Den restlichen Vormittag träumte er, an diesem Dienstag im Juni. Die Sonne schien auf dem Heimweg, er beeilte sich und er fühlte sich, als würde eine Hand auf seiner Schulter liegen.
Obwohl er ungeduldig war, hielt er kurz inne, bevor er die Tür aufschloss. Er hörte nichts. Es roch nicht nach Essen. Nicht nach Hamburgern und Pommes und auch nach nichts anderem. Doch er freute sich. Mama, rief er, erhielt aber keine Antwort.
Er ging ins Schlafzimmer, doch sie lag nicht auf dem Bett. Dann ging er in die Küche und sah ihre Füße in den flachen

Schuhen, die aussahen wie Ballerinas. Unter ihr der umgekippte Stuhl und oben das Seil an dem Haken an der Decke. So oft hatte er sich gefragt, ob er sich je wieder so gefreut hatte wie damals in der Erdkundestunde. Ob er in den 25 Jahren seitdem jemals wieder so glücklich gewesen war. So voller Hoffnung. Ob er nicht angefangen hatte zu sterben seit jenem Tag und ob er nicht vielleicht längst schon tot war.

Er war nicht glücklich, als er die Schule beendete und seine Tante vor Stolz weinte. Er war nicht glücklich, als er sein Geografiestudium abschloss. Er war nicht glücklich, als er eine Arbeit bei einem Erdölunternehmen bekam. Er war nicht glücklich, als er seine Frau kennenlernte. Er war nicht glücklich, als sie heirateten. Er war nicht glücklich, als seine Tochter geboren wurde und dann sein Sohn.

Stattdessen hatte er angefangen, Glück zu spielen und sich zu fragen, ob mit ihm etwas nicht stimmte. Möglicherweise hatte seine Mutter sich damals auch so gefühlt, wie er sich fühlte. Sie hatte vielleicht geglaubt, sie würde einen Schmerz beenden. Aber der Schmerz endete nicht, man gab ihn nur weiter an jemand anderen. Jemanden, der dann auch nicht schlafen kann, nicht aufstehen, nicht lächeln, sich nicht die Haare kämmen. Jemand wie er, der auf einer Bank am See saß im Halbdunkel des frühen Morgens, sonntags, allein.

Er sah sich um. Da war niemand. Da war nie jemand um diese Zeit. Er wickelte den Schal ab, zog die Jacke aus, dann die Wanderschuhe und die Socken, den Pullover, das Unterhemd, die schwarze Hose. Er legte alles auf die Bank neben seinen Stoffbeutel. Er atmete tief ein und aus, dann ging er ans Wasser. Nur noch ein, zwei Grad weniger, dann würde sich eine Eisschicht bilden.

Ihm war, als würden seine Füße sofort taub werden, als er ins Wasser trat, doch er ging weiter. Als ihm das Wasser nach vier Schritten bis zur Hüfte reichte, musste er nach Luft schnappen. Er blieb stehen und versuchte, seine Atmung zu beruhigen, so gut er konnte. Dann ging er zügig weiter, bis ihm das Wasser bis zum Hals reichte. Dann blieb er stehen. Er hätte gerne geschrien, so kalt war ihm, aber auch wenn da niemand war, der ihn gehört hätte, schrie er nicht.

Er fragte sich, was passieren würde, wenn er vor Kälte ohnmächtig würde. Er versuchte, bis 100 zu zählen, aber er kam nur bis 88 und zählte gegen Ende schneller. Da war kaum noch Gefühl in seinen Füßen und Händen. Er hatte einmal gelesen, dass der Körper bei Kälte versucht, die Lebensfunktionen aufrechtzuerhalten. Auf die Durchblutung der Extremitäten kann er verzichten. Finger und Zehen und Nase und Ohren sterben ab, während Herz und Lunge immer noch versorgt werden.

Er drehte sich um, er spürte den Grund unter seinen Füßen nicht mehr, aber er konnte noch gehen. Und er beeilte sich. Die Kälte war ihm bis ins Mark seiner Knochen gedrungen. Seine Haut war ganz rot, als er das Handtuch aus dem Stoffbeutel nahm und sich abtrocknete. Er spürte ein Prickeln auf der Haut, während er sich die Unterhose auszog und dann mit ungelenken Bewegungen in seine Hose stieg. Nachdem er sich angezogen hatte, zog er den Reißverschluss seiner Jacke hoch und setzte sich auf die Bank.

Wim war nicht glücklich. Vielleicht würde er nie wieder glücklich sein. Vielleicht würde ein Auge immer diese flachen Schuhe sehen.

Er war nicht glücklich, aber da kam ganz langsam eine Wärme von innen, da pulsierte etwas in ihm, das Leben war. Er war hier. Er atmete. Blut floss durch seine Adern.

Das war der neunte Sonntag auf dieser Bank. Beim ersten Mal hatte er vielleicht sterben wollen, er wusste es nicht genau. Vielleicht hatte das Wasser ihn gerufen. Das Wasser sprach ehrlicher zu jenen, die bereit waren zu ertrinken. Vor ihnen hatte es nichts mehr zu verbergen.

Er konnte nicht sagen, warum er sich vor neun Wochen nach einer langen Nacht halb betrunken auf diese Bank gesetzt hatte. Warum er ins Wasser gegangen war. Und warum er wieder herausgekommen war. Schwer atmend, aber lebendiger als zuvor.

Das Wasser. Weich. Kalt. Unbarmherzig. Stetig. Vielleicht lernte er gerade etwas, vielleicht war jeder Sonntag eine Lektion, die er die restliche Woche zu verstehen versuchte.
Die Lektionen hatten etwas mit Hingabe zu tun, damit, ausgeliefert zu sein. Der Kälte, den Wellen, den Stürmen, dem Leben. Ohne eine Spur hinterlassen zu können.
Seine Mutter hatte Spuren hinterlassen in ihm. Kein Wasser konnte sie wegwaschen. Doch da war ein Funke Leben in ihm, ein Funke, entfacht von kaltem Wasser. Wenn er jeden Sonntag wiederkam, wenn er sich jedes Mal für kurze Zeit so lebendig fühlte, könnte es vielleicht möglich sein, den Schmerz nicht weiterzugeben, sondern ihn im See zu lassen.
Die Zeit alleine heilt nicht, auch wenn die Leute das sagen. Neben der Zeit braucht man noch etwas, mit dem man sich die Flecken aus der Seele waschen kann. Vielleicht hatte er es gefunden. Er würde kommen und ins Wasser gehen, bis er sich sicher war. Oder bis etwas anderes passierte.

SAUBER BLEIBEN

Hallo, mein Name ist Şeyda und ich bin Migrationshintergründlerin. Das erste Mal, als ich Migrationshintergrund angeboten bekommen habe, war ich noch in der Grundschule. Ich habe langsamer als die anderen gelernt, lesen und schreiben konnte ich erst in der zweiten Klasse. Meine Lehrerin sagte etwas von Migrationshintergrund und ich habe ihn genommen.
Ich war nicht nur langsamer beim Lernen, ich kam auch oft zu spät, auch später in der weiterführenden Schule noch. Auch da hat Migrationshintergrund geholfen. Aber manchmal hatte ich dann so viel Migrationshintergrund, dass ich gar keine Lust mehr hatte, pünktlich zu kommen.
Migrationshintergrund war, als würde sich eine eiserne Klammer lösen, die mein Hirn fest im Griff hielt. Auf einmal konnte ich Dinge besser verstehen und mich ein wenig entspannen. Als ich dann in der Neunten angefangen habe zu kiffen, ist eine von den Angelas in meiner Klasse zur Lehrerin gegangen und hat gepetzt. Und meine Eltern haben einen Brief nach Hause bekommen, dass sie zu einem Gespräch in die Schule sollen.
Den Eltern habe ich erzählt, dass das bestimmt ein Irrtum war, und dann bin ich zur Lehrerin und habe ihr erzählt, dass ich gar nicht gekifft habe. Dass ich nur angeben wollte. Dass ich ja zu Hause keine Freiheiten habe. Dass meine Brüder alles dürfen, ich aber nichts. Und dass ich so tun wollte, als würde ich mir auch Freiheiten nehmen. Dass ich meinen Migrationshintergrund kompensieren wollte, sozusagen. Meine Lehrerin hat mir geglaubt und meine Eltern mussten nicht in die

Schule, damit meine Freiheiten nicht noch weiter eingeschränkt werden.
Ich dachte, ich könnte es kontrollieren, immer nur so viel Migrationshintergrund, wie man gerade braucht, aber spätestens beim Studium ist es eskaliert. Ich habe Texte gelesen zu Diskriminierung, zu Werten und Normen, zu Marginalisierung, zu Rassismus, zu Kolonialismus, zu Orientalismus. Ich habe die Texte nicht nur gelesen, ich habe sie inhaliert, und mit jedem Text habe ich Lust auf noch mehr Texte dieser Art bekommen. Irgendwann hatte ich so viele zu Hause, dass ich gar nicht mehr alle lesen konnte.
Ich bin eingeschlafen mit diesen Texten und ich bin aufgewacht mit ihnen. Ich wollte das alles besser verstehen: Warum grenzen Menschen aus? Warum brauchen sie solche Label? Warum ist bei einer Spinnenphobie nicht die Spinne schuld, bei Fremdenphobie aber der vermeintlich Fremde? Wo werden Menschen aufgrund ihrer Herkunft oder ihres Namens strukturell benachteiligt? Welche sind die blinden Flecken der Gesellschaft gegenüber ihren Ausgrenzungsmechanismen? Wie ist das historisch gewachsen? Was ist eine Euphemismus-Tretmühle? Welche Narrative halten Gruppen zusammen?
Direkt nach dem Aufstehen las ich da weiter, wo ich abends eingeschlafen war. Ich habe fast nichts anderes mehr getan. Zuerst habe ich nur Verabredungen abgesagt, dann bin ich sonntags nicht mehr zum Essen zu meinen Eltern, schließlich habe ich auch die Vorlesungen und Seminare geschwänzt. Ich habe alles gelesen, was ich zu dem Thema in die Finger kriegen konnte.
Wenn ich dann doch mal mit Menschen zusammen war, habe ich über nichts anderes gesprochen als über Dinge, die irgendwie mit Migrationshintergrund zu tun hatten. Ständig war ich wie benebelt, Migrationshintergrund hat mein gesamtes Denken und Handeln bestimmt. Ohne Migrationshintergrund konnte ich nicht mal mehr Brötchen kaufen gehen oder in die Bahn einsteigen, Fahrrad fahren, schwimmen,

spazieren, aufstoßen, pinkeln. Wo ich auch stand und ging, ich hatte immer Migrationshintergrund einstecken.

Wenn ich zu viel Migrationshintergrund hatte, wurde ich ausfällig, beschimpfte und beleidigte Menschen. Weil es verfickt noch mal nicht um meine Umgangsformen ging, sondern um die Legitimierung von Ausgrenzungen, die sie betrieben. Diese ganze Scheißleitkulturdebatte hatte nichts mit unseren oder irgendwelchen anderen Werten zu tun, sondern diente einzig und allein dazu zu bestimmen, wer nicht dazugehörte. Sie wollten uns die Teilhabe absprechen. Was zählte es da, wenn ich jemanden als weißen Mittelschichtswichser bezeichnete und ihm sagte, er solle die Fresse halten? Was zählte es schon, wenn ich ihm sagte, er solle sich ficken und erstmal dieses und jenes Standardwerk zum Thema lesen, bevor er mich mit seiner privilegierten Kackscheiße zulaberte. Mir doch egal, wenn ihn meine Worte verletzten. Nicht mein Problem, wenn er nicht verstehen konnte, dass es ein Unterschied war, wer hier wen beschimpfte.

Ich selbst wurde nicht nur durch Worte, sondern strukturell schon allein aufgrund meiner Herkunft verletzt. Aber das konnte so ein Mehrheitsgesellschaftsprivilegierter natürlich nicht verstehen. Und jeder, den ich getroffen habe, glaubte, er wäre anders als die anderen. Er wäre kein Rassist. Sie meinte es ja nicht persönlich, es steckte ja keine Absicht dahinter, sie hatte es ja nur gut gemeint. Sie glaubten, es müsste Absicht dahinterstecken, sonst könnte man es nicht Rassismus nennen. Diese Arschlöcher fühlten sich nie angesprochen, wenn man ihnen zeigte, was gerade geschah, sondern immer erst dann, wenn man sie beschimpfte. Und irgendwie musste ich sie ja ansprechen.

Mit genügend Migrationshintergrund verlor ich alle Hemmungen, mir war dann egal, wer mir gegenüberstand. Ich schloss die Augen vor seinem Schmerz, öffnete meinen Mund und schrie meine Wut hinaus.

Manchmal wusste ich am nächsten Tag gar nicht mehr so genau, was ich da alles geschrien hatte, aber ich wusste, ich

hatte Recht gehabt. Recht. Ich stand auf der richtigen Seite, daran zweifelte ich nicht. Konnte sein, dass ich Wohnungen nicht bekam, Jobs, dass ich Angst hatte in bestimmten Gegenden, dass über mich gelacht wurde, dass man mich hysterisch nannte, konnte sein, dass ich angefeindet wurde, aber am Ende des Tages und auch am nächsten Morgen noch und am übernächsten hatte ich Recht. Und die anderen nicht.
Und ich konnte Solidarität einfordern von allen anderen, die Migrationshintergrund nahmen. Die Beschaffung war einfach, es gab überall und immer genug. Nicht für alle, das ist klar, aber das machte es für uns noch reizvoller, dass die anderen lügen mussten, wenn sie Migrationshintergrund haben wollten. Oder etwas von den Straßen erzählen, in denen sie aufgewachsen waren, von den Vierteln, in denen bildungsferne Familien wohnten, von ihren Freunden von damals, sie mussten sich schmücken mit anderen, damit ein wenig Migrationshintergrund auf sie abfärben konnte. Zu meinem Migrationshintergrund hatte ich immer auch gleich einen Erwerbsnachweis. Migrationshintergrund, auch wenn er mich dazu brachte zu schimpfen, zu keifen, zu schreien, nahm oft die Spannung raus. Etwa, wenn ich selbst beschimpft wurde, wenn ich etwas nicht bekam, von dem ich wusste, dass es mir zustand, oder wenn es mit einem Mann nicht klappte. Dann war es der Migrationshintergrund, der ihn so zerrissen machte, so toxisch in seiner Männlichkeit, so wenig empathisch. Männer mit Migrationshintergrund reproduzierten meistens nur patriarchale Machtstrukturen. Und Männer ohne Migrationshintergrund konnten nicht verstehen, was es bedeutete, einen zu haben. Die, die es gelesen, gehört, gelernt hatten, wussten es nicht, nur wer Migrationshintergrund gelebt hatte, wusste, was er bedeutete. Ich konnte weder mit den einen noch mit den anderen glücklich werden.
Irgendwann bestand mein ganzes Leben nur noch aus Migrationshintergrund, es geriet völlig aus der Balance. Und als würde das nicht reichen, wurde ich ja allein schon dadurch benachteiligt, dass ich eine Frau war. Wenn ich vor lauter Mi-

grationshintergrund nicht mehr genug spürte, vergegenwärtigte ich mir, wie viel einfacher all die Osmans, Xaviers, Khalids und Ferdinands es hatten, und es war, als hätte man ein paar Kurze auf den Migrationshintergrund gekippt. Es wurde warm im Magen, und ich spürte das Feuer.

Ich hatte das Gefühl, als hätte ich gar kein eigenes Leben mehr, Migrationshintergrund überstrahlte einfach alles. Ich wünschte mir Zeit für Freunde, für Hobbys, ich wollte einfach mal ein Buch lesen, das nichts mit dem Thema zu tun hatte, ich wollte faul in der Sonne liegen. Aber das lag angeblich an meinem Migrationshintergrund. Doch wenn ich bergsteigen ging, war das eine Reaktion auf den südländischen Migrationshintergrund, der an warmroten Sonnenuntergängen am Meer gebraut worden war. Sie sagten, ich gehe nicht bergsteigen, weil ich Lust dazu hatte, sondern weil ich beweisen wolle, dass ich mehr konnte, als am Strand zu liegen. Alles, was ich tat, was nichts damit zu tun hatte, schien für die anderen eine Reaktion auf Migrationshintergrund zu sein.

Ich versuchte, Migrationshintergrund zu kontrollieren, doch dabei wurde mir erst bewusst, wie oft ich welchen angeboten bekam. Dauernd fragten die Menschen nach meiner Herkunft, machten Bemerkungen über meine schwarzen, lockigen, vollen Haare, über meinen Teint, über meine dunklen Augen, über meinen Namen. Şeyda. Und am schlimmsten waren die, die ein wenig Bescheid wussten und das Thema vertieften und mich damit zurückwarfen. Şeyda, heißt şeytan nicht Teufel, hat das irgendetwas miteinander zu tun?

Ich habe lange versucht, Migrationshintergrund zu reduzieren, doch er lauert einfach überall. Ich habe verstanden, dass ich machtlos bin gegen Migrationshintergrund. Nur eine Kraft, die größer ist als ich selbst, kann mich davon befreien. Ich habe beschlossen, mich dieser Kraft anzuvertrauen.

Ich bin in mich gegangen und habe mir meine Geschichte angesehen. So wie ich sie euch hier erzähle, nur ausführlicher. Ohne zu beschönigen, ohne nach Entschuldigungen zu su-

chen, ohne mich als Opfer darzustellen und ohne mit dem Finger auf jemanden zu zeigen.
Ich gestehe, dass ich mich falsch verhalten habe, dass ich Menschen angeschrien und verletzt habe und dass ich mich selbst verletzt habe, indem ich mich auf Migrationshintergrund reduzierte. Ich bin bereit, dieses Verhalten aufzugeben. Ich bin bereit, in Demut darum zu bitten, dass eine Kraft größer als ich selbst mir hilft, diese Verhaltensweisen aufzugeben.
Ich habe eine Excel-Liste gemacht mit allen Menschen, die ich verletzt habe, und den Beleidigungen, an die ich mich erinnern kann. Sie ist lang geworden, drei Seiten. Und ich möchte gar nicht wissen, wen ich alles vergessen habe. Ich hoffe, dass mir immer mehr Menschen einfallen, je länger ich ohne Migrationshintergrund auskomme. In Zukunft möchte ich zugeben können, wenn ich Unrecht habe.
Ich möchte einen tiefen Kontakt zu dieser Kraft bekommen, die uns eint. Einen tieferen Kontakt zu mir selbst. Zu dem, was unter diesem Migrationshintergrund liegt. Ich möchte mich fühlen. Nicht nur spüren und mich denken, weil ich Texte gelesen habe.
Ich glaube, es ist egal, was wir nehmen, ob es Herkunft ist, Sexualität, Geschlecht: Es kann so schön sein, etwas zu haben, von dem man sagen kann: Das bin ich. Aber ich glaube, wir sind mehr als das. Ich habe so viel Zeit in meinem Leben damit verbracht, mir die Zuschreibungen von anderen anzuhören. Warum habe ich dann angefangen mit eigenen Zuschreibungen? Warum sollte ich mich darüber definieren? Über eine Identität, die mir vorspiegelt, vereinzelt zu sein. Oder nur Teil einer bestimmten Gruppe. Entweder jeder hat eine Identität oder keiner. Und wenn alle eine haben, kann sie nicht dazu dienen, Menschen auszugrenzen.
Da ist dieser Drang, sich sichtbar zu machen. Zu gruppieren. Definieren. Behaupten. Identität ist ein Spiel, in dem jeder eine Grenze ziehen kann zwischen Ihr und Wir. Wir, die wir so sind, und ihr, die ihr so seid. Aber es gibt kein Ihr und Wir. Es gibt kein: Die Menschen da draußen. Du bist immer schon

mittendrin. Ob du willst oder nicht. Wir sind alle gleich, auch wenn wir uns verschiedene Geschichten über uns erzählen. Wir sind nicht diese Geschichten, ich wollte nicht, dass die Geschichte mit dem Migrationshintergrund mein ganzes Leben bestimmen darf.

Aber es sieht so aus, als wären wir nicht gleich, weil es Macht gibt. Und weil es die mit Macht gibt und die ohne. Das ist die einzige Unterscheidung, die zählt. Die, die täglich Macht nehmen, gehen nie zu Treffen wie diesem hier. Die haben das nicht nötig. Und sie finden es geil, dass wir etwas nehmen, worüber wir uns definieren. Etwas, das wie Wein ist. Oder Opium. Die Geschichten und Theorien und Unterscheidungen lullen uns nur ein. Die Macht ist stärker. Es ist egal, wie viel Identität wir nehmen, wie gut wir verstehen, wie Ungleichheit historisch gewachsen ist, was man alles dagegen tun könnte, wir werden so nicht zu Frieden finden.

Ich weiß nicht, ob ich anfangen möchte mit Macht, aber wenn ich jemals wieder etwas nehme, wird es Macht sein …

PAKET

Es ist ein Dorf, 3.854 Menschen leben hier, es sehen immer alle alles und wenn sie es nicht sehen, dann hören sie es und reden so, als hätten sie es gesehen.
Aber jetzt hat keiner was gewusst, niemand will was gesehen haben. Dabei ist das kaum möglich. Alle, die es gesehen haben, halten jetzt den Mund. Anders ist das nicht zu erklären.
Max lag im Straßengraben an der langen Kurve, bevor es auf die Landstraße geht. Bewusstlos. Dieter hat ihn gesehen, hat angehalten und sofort einen Krankenwagen gerufen. Er hat Max in die stabile Seitenlage gebracht, es gab kein Blut, aber Max kam auch nach ein paar leichten Ohrfeigen nicht zu Bewusstsein. Der Krankenwagen hat ihn dann nach Konz ins Krankenhaus gefahren. Er war wahrscheinlich noch nicht dort, da wusste es schon das ganze Dorf.
Margrit hat gesagt, dass sie gerade in der Küche Tee gemacht hat. Aus dem Küchenfenster schaut man genau auf diese Kurve. Und sie hat gesehen, wie an der Stelle etwas vom Wagen des Paketboten gefallen ist. Sie hat gedacht, es sei vielleicht ein Paket. Den Straßengraben konnte sie von der Küche aus nicht sehen. Es war Viertel vor zwei, hat sie gesagt, um die Zeit macht sie sich immer einen Tee, und um neun vor zwei hat Dieter schon den Krankenwagen gerufen.
Der Paketbote, Boris, so ein junger Mann mit einem kurzen Vollbart, rasierten Seiten und dann oben wieder kurzen Haaren mit einem gegelten Scheitel, hat nichts abgestritten, aber er hat gesagt: Das müsste ich doch merken, wenn ich jemanden anfahre. Ich weiß von nichts.
Das hat hier keiner geglaubt.

Je länger Margrit nachgedacht hat, desto sicherer war sie, dass sie – aus dem Augenwinkel, wie sie immer betont hat – dass sie aus dem Augenwinkel gesehen hat, wie der Paketwagen Max angefahren hat.
Am Paketwagen konnte die Polizei keine Unfallspuren feststellen, aber ein Elfjähriger, noch dazu ein spindeldürrer wie Max, wiegt ja nicht viel und so ein Paketwagen ist ein paar Tonnen schwer.
Boris ist mit seinem eigenen Auto ins Dorf gekommen, er war ganz aufgelöst und hat selber noch mal herumgefragt, ob jemand was gesehen hat.
Der Wilhelm hat gleich gewusst, dass der auf jeden Fall Dreck am Stecken hat, sonst würde er ja der Polizei vertrauen und nicht selber noch herfahren.
Jeder hier kennt Boris, der ist immer freundlich und kann sich gut Namen merken. Alle mögen ihn, er bringt die Hosen und Kleider, die Schuhe, die Elektrogeräte, die Sonnenschirme, die Schläuche, den Dünger, die Setzlinge, die Taschen, die Nahrungsergänzungsmittel, die Geburtstagsgeschenke für die Kinder, die Walkie-Talkies und Piratenboote und riesigen Spielzeugpferde und was nicht sonst noch alles.
Boris sah aus, als könnte er jeden Moment losheulen, aber Wilhelm meinte, der macht das, damit wir Mitleid mit dem haben. Jeder weiß, dass Wilhelm die Äste von Uwes Kirschbaum abgesägt hat, weil sie zu weit in seinen Garten ragten. Ohne auch nur einmal darüber zu sprechen. Als Uwe übers Wochenende weg war. Aber er hat den Uwe immer freundlich gegrüßt.
Max konnte zu alldem nichts sagen. Der war im Krankenhaus, hatte das Becken gebrochen, die Rippen geprellt und lag im Koma. Und die Ärzte konnten nicht sagen, ob er bleibende Schäden haben würde, wenn er aufwacht.
Robert und Sarah waren natürlich völlig fertig, die waren die ganze Zeit im Krankenhaus, die hat man hier immer nur kurz gesehen, da stand dann das Auto mit laufendem Motor vor dem Haus und wer auch immer da war, hat nur ganz schnell

etwas erledigt und ist dann zurück. Die haben sich nicht mal abgewechselt. Haben sich ein Hotelzimmer in Konz genommen, damit sie keine Zeit mit Fahren verlieren. Keiner hat gesagt, dass das nun übertrieben ist. Das kam erst hinterher. Die hatten keine Meinung dazu, ob es Boris war oder nicht, die wollten nur ihren Max wiederhaben, kann man ja verstehen.

Am dritten Tag ist Max aufgewacht, da waren alle schon davon überzeugt, dass es Boris gewesen sein muss. Jemand aus dem Dorf konnte Max ja nicht angefahren haben. Oder jemand Fremdes.

Der wird wahrscheinlich eine Amnesie haben, hatten die Ärzte gesagt. Er wird sich wahrscheinlich an nichts mehr erinnern, wenn er aufwacht. Der weiß dann vielleicht gar nichts mehr von diesem Tag, bestenfalls noch, warum er auf der Straße war, aber man kann davon ausgehen, dass er sich nicht an das Fahrzeug erinnern wird.

Das haben hier auch alle geglaubt. Jeder wusste was und zusammen wussten sie alles. Mehr als die Ärzte. Sie wussten, dass Boris wahrscheinlich geträumt hat und dass er diese weißen Stöpsel in den Ohren hatte oder gerade auf sein Handy geguckt hat. Sie haben so fest geglaubt, dass es Boris war, dass Boris es vielleicht auch schon geglaubt hat, auch wenn er sich an nichts erinnern konnte.

Der kam ja auch nicht mehr, der war krankgeschrieben, jetzt kam so einer mit Glatze und Brille.

Aber selbst wenn es Boris war, das hätte ja nicht erklärt, was Max so allein am Ortsausgang gemacht hat, aber darüber hat keiner gesprochen.

Es gibt ja Dinge, über die man einfach nicht spricht. Es wird immer viel geredet, ob du auf dem Dorf bist oder in der Stadt, in der Firma, in der Kneipe, beim Schützenfest, im Lehrerzimmer, Menschen reden. Aber über bestimmte Sachen reden sie nicht, nicht mal hinter vorgehaltener Hand.

Hinter vorgehaltener Hand kann man erzählen, dass Stefan seine Eltern nicht mehr besucht, dass Georg den Hügel im

Westen gekauft hat, kurz bevor er zu Bauland wurde, dass Claudia regelmäßig in einem Saunaclub in Trier ist. Darüber wird nicht offen geredet, aber jeder weiß es. Oder dass dieses Kunstobjekt in der Mitte vom Kreisverkehr zwar ausgeschrieben wurde, der Bürgermeister sich dann aber gegen die Jury gestellt hat.

Aber keiner redet über Erosion und Monokultur, wenn es um den Weinbau geht. Da geht es immer nur darum, wie das Weinfest lukrativ für alle werden kann. Niemand redet darüber, dass es vielleicht nicht richtig war, sein Kind zu schlagen. Niemand redet darüber, dass die Leute, die in die Häuser auf dem Hügel ziehen werden, zwar Geld mitbringen, aber vielleicht Meinungen, die wir nicht hören wollen.

Manche Dinge will man nicht sehen und nicht drüber sprechen und manche Dinge kann man nicht sehen, auch nicht aus dem Augenwinkel. Die eigenen Augen kann man nicht sehen, die sind zwar immer zu zweit, aber sie sind das Einsamste, was man hat, nie sieht eins das andere.

Max ist aufgewacht und es war nicht so, wie alle glauben. Er konnte sich noch genau erinnern. Boris hat ihn nicht angefahren.

Boris kam jeden Tag ins Dorf und Max hatte es sich angewöhnt, sich hinter Mülltonnen zu verstecken, wenn Boris bei ihnen in der Straße war. Sobald er die Ladetür zugemacht hatte und sich ins Führerhaus setzte, sprang er einfach auf das Trittbrett, hielt sich am Griff fest und fuhr ein, zwei, drei Straßen so mit. Die Straßen sind ja nicht so breit bei uns und Boris konnte nicht schnell fahren.

Das hatte Max schon seit Monaten gemacht. Aber keiner hat es gesehen. Niemand aus dem ganzen Dorf. Die sehen, wenn Maria einen neuen Lidschatten hat oder Marc eine neue Smartwatch oder ob Dieters Außenspiegel einen Riss hat, aber niemand hat gesehen, wie Max monatelang hinten auf dem Paketwagen mitgefahren ist. Nachmittags sind ja alle noch auf der Arbeit, wie sollte da jemand etwas gesehen haben?

Am Tag des Unfalls hatten wir nicht genug bestellt, Boris

hatte keine Pakete mehr, die er im Dorf ausliefern musste, und Max stand auf dem Trittbrett und der Lieferwagen ist immer schneller geworden und Max hat verstanden, dass er aus dem Dorf raus auf die Landstraße fahren wird und dass er dann noch schneller werden wird. Dass es dann noch gefährlicher für ihn wird. Da hat er die Augen zugemacht und ist in der Kurve abgesprungen. Das hat Margrit aus dem Augenwinkel gesehen und nicht das, was sie geglaubt hat.

Boris sind wahrscheinlich 180 Pakete vom Herzen gefallen, als er das erfahren hat.

Max Becker ist geheilt, er kann sogar wieder Fußball spielen, auch wenn er etwas langsamer ist als vorher. Aber das Dorf, das Dorf ist wahrscheinlich nicht zu heilen.

STIMMT

Wach auf, sagt eine Stimme. Wach auf. Sie sagt es leise, und beim Aufwachen glaube ich noch, es könnte der Rest aus einem Traum sein. Steh auf, geh ins Bad, sagt die Stimme, du hast heute Großes vor.
Es ist Samstag, ich habe frei.
Während ich mich dusche, ist alles ganz normal, doch als ich meinen Kaffee trinke, höre ich erneut diese Stimme. Sie kommt nicht von außen, sie ist in meinem Kopf. Jahrelang habe ich mit Menschen zu tun gehabt, die Stimmen hören, ich war Pfleger in einer geschlossenen Anstalt, bevor ich ins Kinderkrankenhaus gewechselt bin.
Auch gesunde Menschen können Stimmen hören, wenn sie müde sind oder gestresst, nach Trauerfällen oder wenn man zu lange allein ist. Nichts davon trifft auf mich zu. Es ist eine Männerstimme, die so klingt, als würde sie aus einem Ofen kommen, der schon rot glüht. Besser kann ich es nicht beschreiben.
Als ich meinen Kaffee trinke, sagt die Stimme: Sie ist böse. Jahrelang hat sie dich getriezt, hat dir die Hölle heiß gemacht, wenn du nur ein Bier zu viel getrunken hast. Sie hat dich gequält mit ihrer krankhaften Eifersucht, sie war nie zufrieden mit dir. Sie hasst nicht nur dich, sie hasst alle Männer.
Wie gesagt, die Stimme ist leise, aber ich kann sie gut verstehen. Sie spricht in ganzen Sätzen und redet eindringlich. Ich bin nicht verrückt. Ich weiß, dass ich nicht verrückt bin. Wenn es eine Zeit gab, in der ich hätte verrückt werden können, dann als ich noch in der Geschlossenen gearbeitet habe.

Schizophrenie, Depressionen, Borderline-Störungen, Psychosen, Manien, ich habe alles schon gesehen, aber ich bin heil da rausgekommen, ich arbeite seit fünf Jahren schon nicht mehr dort. Ich bin gesund.
Reiß die Arme hoch, sagt die Stimme, atme tief ein und aus. Ich bleibe unbewegt sitzen. Mag sein, dass da eine Stimme in meinem Kopf ist, aber ich gehorche ihr nicht. So einfach ist das. Diese Stimme ist nicht echt. Ich bilde sie mir nur ein. Niemand außer mir kann sie hören, also hat sie keine Realität. Außerdem ist sie leise. Sobald ich das Radio anmache, wird sie wahrscheinlich verschwinden.
Doch ich kann mich nicht auf die Nachrichten konzentrieren, die Stimme beansprucht Raum in meinem Kopf.
Sie ist böse, raunt sie mir zu, sie ist vom Bösen besessen. Sie hat ihre eigene Mutter in den Tod getrieben mit ihren ständigen Vorwürfen, dass sie als Kind immer vernachlässigt worden ist. Sie macht jedem, dem sie begegnet, ein schlechtes Gewissen. Niemand fühlt sich wohl in ihrer Gegenwart. Du befreist nicht nur dich selber, du befreist die ganze Welt. Stell dir nur ihre Schüler vor. Sie hassen sie. Sie hassen sie alle. Nicht ein Schüler, der traurig wäre, wenn sie nicht mehr käme.
Ich beschließe, ein wenig spazieren zu gehen, vielleicht wird frische Luft mir guttun. Ich schaue noch mal ins Schlafzimmer, Elena schläft noch. Vor zehn wird sie kaum aufwachen.
Es scheint, als würde die Stimme draußen leiser werden, doch sie ist noch da, wenn auch nur als Gemurmel, ich kann nicht mehr jedes Wort verstehen. Sie sagt, es würde wie ein Unfall aussehen, ich bräuchte keine Angst zu haben.
Ich kaufe Croissants, Brötchen und eine Zeitung, ich kaufe auch noch Mozzarella und Tomaten, ich kann alle alltäglichen Aufgaben problemlos erledigen, niemand merkt mir an, dass da diese Stimme in meinem Kopf ist, die mit jedem Schritt, den ich Richtung zu Hause mache, lauter wird.
Ich helfe dir, sagt sie, du kannst mir vertrauen. Ich werde dich nie im Stich lassen. Ich bin nicht wie sie.

Zurück in der Küche setze ich mir Kopfhörer auf und mache Kaffee. Die Kopfhörer helfen ein wenig.
Ich höre nicht, wie Elena in die Küche kommt. Sie umarmt mich von hinten, ich nehme die Kopfhörer ab und gebe ihr einen Kuss.
– Hm, Tomate-Mozzarella, sagt sie.
Sie muss sterben, sagt die Stimme.
Ich kann Elena nicht von der Stimme erzählen. Und morgen ist sie wahrscheinlich sowieso wieder weg. Ich werde nicht verrückt.
Während wir frühstücken, kann ich die Stimme weitgehend ignorieren. Auch wenn sie in der Wohnung lauter ist, als sie draußen war. Ich werde das Gefühl nicht los, dass sie mich stärker beeinflussen könnte, wenn sie noch lauter wäre. Aber sie wird nicht lauter, sie ist gleichbleibend und ich höre nicht auf sie. Ich höre Elena zu. Wir reden über diesen Überfall auf den Kiosk, von dem in der Zeitung berichtet wird. Ich bin nicht komisch oder auch nur unkonzentriert. Da ist heute nur eine Stimme in meinem Kopf, die ich mir einbilde. Davon lasse ich mich nicht verrückt machen. Morgen sieht die Welt schon ganz anders aus.
Morgen wird sie tot sein, sagt die Stimme. Morgen wird die Welt anders aussehen. Morgen wird es ein Übel weniger geben. Vertrau mir. Niemand wird dich verdächtigen.
– Was ist los?, fragt Elena. Du bist ein wenig abwesend heute.
– Ich weiß nicht, vielleicht bekomme ich eine Erkältung oder so.
Lass ihr ein Bad ein, sagt die Stimme. Ein Schaumbad. Sei nett zu ihr. Sei unterwürfig. Ich werde dir helfen. Vertrau mir.
– Ich gehe duschen, sagt Elena.
Als sie im Bad ist, höre ich der Stimme zu, mit wachsender Faszination, wie ich zugeben muss. Sie hat etwas Beschwörendes, Hypnotisierendes, dem man sich nur schwer entziehen kann.
So, sagt sie, jetzt brauchst du ihr nur aus dem Bademantel zu helfen.

Ich stehe auf, gehe in den Flur und bleibe vor dem Bad stehen. Ich weiß auch nicht warum.
Du wirst ihr einen Stoß geben, sagt die Stimme, ich werde dafür sorgen, dass sie mit dem Kopf auf den Wannenrand knallt. Jetzt hat sie einen Fuß in die Wanne gesetzt, jetzt den anderen und … Jetzt.
Gut gemacht, sagt sie nach einer Pause.
Schweiß steht mir auf der Stirn. Doch die Stimme ist verstummt.
Elena ist längst aus dem Bad, als die Stimme eine Viertelstunde später sagt: Geh, klingle bei deinem Nachbarn, sage: Es ist etwas Schreckliches passiert. Meine Frau muss in der Wanne ausgerutscht sein.
Es klingelt an der Tür. Elena macht auf. Es ist der Nachbar von gegenüber.
– Es ist etwas Schreckliches passiert, sagt er.

NICHT DIE OHREN

Ich habe Deutsch gelernt und ich habe gelernt zu schweigen. Je mehr ich rede, desto weniger verstehen mich die Menschen. Je mehr sie wissen, desto weniger wollen sie glauben. Es ist, als würden sie versuchen, mich als Betrügerin zu entlarven.
– Wo kommst du her?
– Aus Afrika.
Allein dieser Blick, wenn ich sage: Aus Afrika.
– Dein Akzent hört sich eher nach Frankreich an …
– Elfenbeinküste, sage ich dann.
– Aber …
Ich sage nicht, wie leid ich es bin zu hören, wie süß sie meinen Akzent finden. Ich wünschte, ich hätte keinen. Ich muss lernen, noch besser zu sprechen, aber trotzdem werde ich nie eine von ihnen werden.
Als ich noch kein Deutsch konnte, war es einfacher. Ich habe nichts gesagt und keiner hat mich angesehen, als wäre ich ein Dreieck unter lauter Kreisen. Jetzt sehen alle nur Ecken und glauben, es seien Dornen, Stacheln und Lügen. Jede Antwort zieht eine neue Frage nach sich, und nie ist jemand zufrieden.
– Wie bist du hierhergekommen?
– Meine Mutter ist Deutsche. Mein Vater und meine Mutter haben sich getrennt und dann ist meine Mutter mit uns zurück nach Deutschland.
– Und sie hat nicht Deutsch mit dir gesprochen?
– Nein, sie hat Italienisch mit uns geredet, wie mein Vater auch.
– Aber dann ist Afrika ja gar nicht deine richtige Heimat, wenn deine Eltern aus Europa kommen.

– Ich bin dort geboren und aufgewachsen. Ich war mit acht das erste Mal in Deutschland und mit neun das erste Mal in Italien.
– Und wie alt bist du jetzt?
– Fast achtzehn.
– Wie lange lebst du schon hier?
– Zwei Jahre.
– Dafür sprichst du aber richtig gut Deutsch.
Nicht gut genug. Ich habe gelernt zu schweigen. Wenn ich Afrika sage, sehen die Leute nur, dass ich weiß bin. Wenn ich den Mund aufmache, hören sie nur Frankreich. Wenn ich Heimat sage, glauben sie, Heimat hätte eine Farbe, die zu einem passen muss. Wie man dunkelblau nicht zu schwarz anzieht und rosa nicht zu rot und gestreift nicht zu gepunktet. Heimat ist kein Kleid. Heimat ist die Luft, die mich umfängt, wenn ich in Bouaké aus dem Flugzeug steige. Heimat ist, wenn mir keiner sagt, dass ich tanze, als würde ich Schwarze nachmachen. Heimat ist eine Wohnung ohne Schimmel an den Wänden, in der ich mir nicht ein Zimmer mit meinem Bruder teilen muss, in der es nicht immer kalt ist, weil unsere Mutter nicht genug Geld hat. Heimat ist, nicht dauernd Fragen gestellt zu bekommen, nur weil man nicht in das Bild passt, das ein anderer sich schon gemacht hat. Die Fragen sind wie Buntstifte, die sie mir zum Ausmalen geben, aber in ihrem Kopf haben sie schon ein fertiges Farbfoto.

Ich habe Deutsch gelernt und ich habe gelernt zu schweigen. Die Menschen wollen etwas wissen über den Weg, über die Grenzen, die wir zu Fuß überquert haben, über die Schlepper, über die Lager, wie viele Toiletten es für wie viele Menschen gab, über das Regime, die Rebellen, über den IS, über mein Kopftuch, über die Bomben. Ich bekomme Komplimente für mein Deutsch, ich werde gefragt, ob ich Rassismus erlebe, ich höre Entschuldigungen dafür, dass die Rechten in diesem Land uns nicht wollen, und ich soll erklären, warum es im Islam so viele Fanatiker gibt.

Und das sind nur die Leute, die mit mir sprechen, die mich nicht beschimpfen und beleidigen und hinter meinem Rücken reden, weil sie glauben, ich würde sie ohnehin nicht verstehen. Das sind nur die Leute, die glauben, sie würden sich für mich interessieren, für mich, meine Integration und dafür, dass ich mich wohl fühle hier. Das sind nur die Leute, die es gut mit mir meinen.

Es ist nicht die Sprache, die fehlt. Es ist nicht die Fremdheit, von der sie sprechen. Mein Herz blutet, sobald jemand Heimat sagt. Mein Herz blutet, weil sie Worte finden, die die wunden Stellen meines Herzens berühren, Worte, die sie selbst nicht verstehen.

Als wäre ich nicht immer in der Fremde gewesen, als hätte ich nicht immer schon dagesessen und mich gefragt, warum ich von allen getrennt bin. Als wäre ich nicht immer in der Fremde gewesen, auch dort, wo alle die Sprache meiner Eltern sprechen. Als wäre ich nicht auch dort fremd gewesen, wo ich mit allen eine gemeinsame Herkunft, Geschichte und Kultur hatte. Als hätte ich mich dort nicht jeden Tag gefragt, wieso ich nicht dazugehöre. Als hätte ich dort etwas gehabt, das mich mit den anderen verband.

Wonach habe ich mich gesehnt? Nach Heimat. Obwohl es so aussah, als wäre ich schon dort. Wohin konnte ich mich wenden? Wer hätte mich verstanden? In welcher Sprache?

Als hätte ich die Sehnsucht mitgebracht von hier nach da, als könnte ich gar nicht anders. Als wäre die Sehnsucht kein Gepäck, sondern ein Raum in meinem Herzen, der leer ist, vollkommen leer. Oder ein Buch mit weißen Seiten, auf denen jede Schrift in jeder Sprache sofort verblasst.

Niemand möchte von meiner Suche in den Augen der Menschen hören. Es muss jemanden geben, der versteht, ich kann es fühlen, ich weiß es, aber ich finde ihn nicht. Niemand will wissen, wie sich diese Einsamkeit anfühlt. Alles, was sie wollen, ist eine Sprache, in der sie mir ein paar Fragen stellen können, eine Sprache, in der sie ein paar Antworten erhalten. Alles, was sie wollen, ist, auf einer Seite zu stehen, die sie für

die richtige halten. Sie wollen die Melodie nicht hören, die mein Herz noch im Schlaf zum Weinen bringt. Niemand will die schwarzen Tränen sehen, niemand will wissen, wie sich ein Herz immer verschlägt und nie zusammenfindet mit einem anderen.
Sie reden mit mir, und aus dem, was sie gelesen und gelernt haben, glauben sie, etwas zu verstehen. Aber wie kann man verstehen, dass jemand ein Gefäß ist, ein Gefäß für Einsamkeit, Sehnsucht, Dunst und Traurigkeit?

Ich habe Deutsch gelernt und ich habe gelernt zu schweigen. Wer versteht schon, dass wir zufrieden damit waren, arm zu sein? Wer versteht schon, dass man in einem Land leben kann, in das man nicht gehört, das einem aber zur Heimat wird? Wer versteht schon, dass man eine Grenze überquert und die Menschen immer noch dieselbe Sprache sprechen? Wer versteht schon, dass ich Afghanin bin, mich aber nicht an dieses Land erinnern kann, weil ich drei war, als meine Mutter mit uns geflohen ist? Wer versteht schon, dass man in Afghanistan Farsi spricht und im Iran auch? Wer versteht schon, dass ich weder anders ausgesehen noch anders gesprochen habe als meine Freundinnen in der Schule? Wer versteht schon, dass wir trotzdem schlechter angesehen waren? Wer versteht schon, dass meine Mutter zufrieden war mit unserem Los, mit der Armut, mit den Blicken, mit dem Elend, mit der Trennung von ihren Verwandten? Wer versteht schon, dass sie diesen Preis gerne gezahlt hat für etwas mehr Sicherheit für uns Kinder? Wer versteht schon, dass wir geblieben wären, wenn die Regierung uns nicht die Aufenthaltserlaubnis entzogen hätte? Nach zwölf Jahren. Einfach so. Wer versteht schon, wie es sich angefühlt hat, wieder nach Afghanistan zu kommen? Wer versteht schon, wie weit der Weg zurück war, zurück in den Iran, nur dieses Mal illegal? Und von dort illegal in die Türkei. Und von dort nach Griechenland, Idomeni. Idomeni kennt jeder, aber wer versteht schon, wie es dort riecht? Wer versteht schon, dass Mutter mit weniger zufrieden war? Wer versteht schon, dass wir unterwegs alles verloren haben? Dafür habe ich dann Deutsch bekommen. Eine Sprache, in der ich fragen kann: Wer versteht schon?

Ich habe Deutsch gelernt und ich habe gelernt zu schweigen. Vielleicht, weil ich nicht schreien kann. Ich erinnere mich an den Busfahrer in der Türkei, der die Gendarmen angeschrien hat. Sie hatten den Bus angehalten und bald darauf blaffte einer der Gendarmen den Busfahrer an, er habe 32 Passagiere, aber nur 28 Identitätsnummern, was das denn solle. Und der Busfahrer schrie, er schrie sofort:
– Woher soll ich denn wissen, was das soll? Da müsst ihr den Präsidenten fragen. Er ist dafür verantwortlich. Vergibt er etwa Identitätsnummern an Syrer? Nein. Woher soll ich denn wissen, was das soll. Da sitzen vier Syrer im Bus. Ich bin nicht dafür verantwortlich, dass die keine Nummern haben. Was kommst du und blaffst mich an? Wenn du Eier in der Hose hast, dann geh und frag den Präsidenten, was das soll.
Ich habe Angst bekommen, weil ich dachte, dass sie uns jetzt alle festhalten. Dass der Busfahrer verhaftet wird, dass wir in ein Lager kommen oder ins Gefängnis. Oder dass wir mitten in der Nacht aussteigen müssen und zusehen, wie wir weiterkommen. Und das ohne Geld.
– Was hat er gesagt?, hat Adnan neben mir sofort gefragt und ich konnte sehen, dass er auch Angst hatte.
Ich habe den Kopf geschüttelt. Nicht jetzt, wollte ich sagen. Der Gendarm hat den Busfahrer angesehen, lange, ich habe die Luft angehalten, dann hat der Gendarm gesagt:
– Fahr.
Dabei hat er eine Handbewegung gemacht, als wollte er Fliegen verscheuchen.
– Das machen die immer, hat der Busfahrer später gesagt. Man darf nicht klein beigeben, sonst brummen die einem noch eine Strafe auf, man muss direkt aggressiv werden, dann darf man weiterfahren. Alles andere führt nur zu Komplikationen. Glaub mir.

Ich kann die Leute nicht anschreien, wenn sie versuchen, mir beizubringen, ich müsse einfach auch mal Nein sagen, wenn ich Nein meine, und mich nicht hinter einem Vielleicht verstecken. Ich kann die Leute nicht anschreien, wenn sie Integration sagen und ich erwidern möchte, dass ich den Deutschkurs besuche und versuche, eine Sprache zu lernen, die sich nicht an die Regeln hält. Dass ich gleichzeitig versuche, die Regeln zu lernen, das Warten, die Bürokratie, die Mülltrennung, das Alkoholtrinken, das Pünktlichsein, die offene Anschuldigung, das bayerische Idiom. Dass ich das Fahrradfahren hier gelernt habe, dass ich niemandes Flüchtling bin und dass meine Mutter ihre vier Kinder nicht mehr sehen kann wegen dieses Krieges.
Manchmal möchte ich schreien können, wie dieser Busfahrer es getan hat, und der meinte es nicht mal gut mit uns, sondern wollte nur seinen eigenen Arsch retten. Aber ich kann nicht schreien.

Ich habe Deutsch gelernt und ich habe gelernt zu schweigen. In allen Sprachen, die ich kann. Die Menschen glauben, Deutsch wäre meine zweite Sprache. Sie wundern sich, warum ich es nicht besser kann nach über dreißig Jahren hier. Sie glauben, ich hätte als erstes Persisch gelernt, dabei komme ich aus dem Norden des Iran, wo die meisten Aserbaidschanisch als Muttersprache haben. Dort, wo viele auch türkisches Türkisch können. Deutsch ist meine vierte Sprache. Vielleicht habe ich es deshalb nie richtig gelernt.
Es ist egal, in welcher Sprache man glücklich geschrieben wird oder traurig, es ist egal, wie man die Schulter nennt, an die man sich lehnen möchte, oder ob sie scheint wie eine hohe Mauer, hinter der Heimat sein könnte.
Die Buchstaben haben ihre Form geändert, ihre Reihenfolge, ihren Klang, die Bücher haben nicht mehr die Kraft, die sie einst hatten. Nur ihr Duft ist gleich geblieben. Ein Duft, der mich an meine Kindheit erinnert, an Aprikosen und an die Stimme meiner Mutter, wenn sie Gedichte rezitierte, an den

sonnigen Glanz in ihren schwarzen Haaren, an die Kühle ihrer Haut, wenn ich mich im Innenhof an sie schmiegte, an den schwarzen Tee und den gelben Zucker und die Melodie, die der Löffel im Glas schlug.

In unserer Geschichte, die von Trennung handelt, von Sorgen, von Leid, von Enttäuschungen, von Zweifel, Angst und Fremdheit, in unserer Geschichte, die eine Suche ist und eine Sehnsucht, in unserer Geschichte, in der wir immer wieder Wärme finden und Halt, in unserer Geschichte, die uns nicht unterscheidet von allen anderen, in dieser Geschichte können die Augen riechen.

Ich habe gelernt, zu schweigen und mit den Augen zu riechen. Die Farben und die Gerüche brauchen keine Sprache, das Gesicht braucht keine Sprache, die Mitte zwischen den Händen und Armen braucht keine Sprache.

Man spricht und dann, in den Lücken, dort, wo die Sprache nicht hinreicht, passiert manchmal etwas. Ein Blick, vielleicht nur ein leichtes Nicken, ein Zeigefinger, der sich bewegt, möglicherweise ohne dass man es selber merkt. Manchmal ist es so wie sehr müde sein, und jemand steht auf und bietet einem seinen Platz im Bus an. Manchmal ist es wie sich kurz ansehen und lächeln, während ein Dritter mit dem Verkäufer diskutiert. Manchmal ist es wie Liebe auf den ersten Blick, nur dass es eine andere Art von Liebe ist und man weiß, dass es nie einen zweiten Blick geben wird. Doch einen Moment lang kann man sehen, wo der Grund des Brunnens ist, aus dem der andere meistens spricht.

Manchmal reicht so wenig und man kann riechen, was einen Menschen bewegt und was ihn berührt, manchmal spricht man und in den Lücken sind offene Arme. Man muss nur die Augen offen halten.

Ich habe Deutsch gelernt und ich habe gelernt, an den richtigen Stellen zu schweigen.

TITELSEITE

Natürlich war Alkohol im Spiel. Und auch Kokain. Alles, was du über Veranstaltungen mit Prominenten hörst, ist wahr. Oder zumindest ein Teil der Wahrheit. Aber ich sag's dir gleich: Die Wahrheit ist nichts wert, wenn nur eine Handvoll Menschen sie kennt.

Auf jeder dieser Partys gibt es Leute, die auf dem Klo koksen. Früher hingen wir vor den Toiletten ab und warteten, bis jemand mit Pulver in eine Kabine ging. Das war am Anfang, wir kannten noch niemanden, wir waren einfach ein paar Punkrocker, die sich langsam zu Popstars entwickelten, ohne dass wir selbst das richtig mitbekamen. Wenn also jemand offensichtlich zugekokst aus der Kabine kam, ging einer von uns einfach hinterher. Wenn er wieder bei seiner Gruppe stand, nahmen wir einen von seinen Freunden beiseite und erzählten ihm, dass sein Kumpel ordentlich Koks einstecken hatte. Dann mischten wir uns einfach unter die kleine Gruppe, die bald darauf gemeinsam zu den Toiletten ging. Trittbrettschnupfen nannten wir das. War unkomplizierter als jemanden direkt anzuschnorren.

Aber darum geht es nicht. Sie ist tot, wie wir alle wissen, und ich möchte nicht schlecht über sie sprechen. Vielleicht wirst du gleich das Gefühl bekommen, dass ich genau das tue, aber das stimmt nicht.

Ich war mit ihr verheiratet. Drei Jahre lang. Alles, was ich über sie sagen werde, fällt am Ende auf mich zurück. Ich habe mir diesen Wahnsinn ausgesucht. Ich kann nicht sie dafür verantwortlich machen. Wir haben uns auf einer dieser Veranstaltungen kennengelernt, da war von dem Wahnsinn noch nichts zu spüren. Weder von ihrem noch von meinem.

Sie war lustig. Wirklich. Sie hat mich zum Lachen gebracht. Auf der Veranstaltung. Im Taxi. Im Bett. Beim Frühstück. Es war ihr Job, aber sie war nicht nur auf der Bühne lustig. Es war ein Traum. Wer möchte nicht einen Menschen an seiner Seite haben, der ihn zum Lachen bringt. Jeden Tag. Jede Stunde. Du kannst mit einer Schönheit zusammen sein, die auf dem Laufsteg oder auf Insta oder sonstwo wahrscheinlich ein wenig hübscher ist als nach einer durchzechten Nacht, wenn sie verquollen in der Küche steht und Orangensaft aus der Packung trinkt. Und du weißt, sie wird in zehn, fünfzehn Jahren nicht mehr so gut aussehen.
Aber eine Frau mit so viel Witz. Der geht nicht verloren. Manchmal zog sie morgens meine Klamotten an und imitierte mich und wir lachten beide, dass uns die Tränen kamen. Wenn man das gehabt hat, glaubt man vielleicht, es kann nichts mehr schiefgehen.
Klar habe ich gesehen, dass sie viel trinkt. Und manchmal hat sie auch gezogen. Aber ich habe selber getrunken und gekokst und von den Teilen, die ich geschmissen habe, wenn ich im Veranda feiern war, wollen wir gar nicht anfangen. Mann, ich mein', du neigst dazu, deine eigenen Fehler bei anderen eher zu entschuldigen.
Ich kann dir nicht mehr sagen, wann ich es das erste Mal getan habe, wie es anfing. Es hat sich eingeschlichen, so wie sich Alkohol in dein Leben einschleicht. So wie sich jede Sucht in dein Leben einschleicht. So wie sich Depressionen in dein Leben schleichen. Du stehst nicht eines Morgens auf und denkst: Fuck, ich habe Depressionen. Du begreifst erst, dass du ein Problem hast, wenn dieser eine Morgen kommt, an dem du es nicht mehr schaffst aufzustehen. Zumindest wenn du so bist wie ich. Andere sind da vielleicht feinfühliger.
Ich weiß nicht, wann ich angefangen habe zu lügen. Aber ich weiß, dass ich damit alles immer schlimmer gemacht habe. Mir fällt kein einziges Mal ein, wo es funktioniert hat, aber ich habe weitergemacht. Immer weiter. Aus Angst. Ja, aus Angst, und das soll keine Entschuldigung sein. Ich hatte Angst

vor ihr. Vielleicht hättest du ja keine gehabt. Sie hat mir Szenen gemacht wegen jeder Frau, mit der ich Kontakt hatte. Hat mich einfach stehen lassen und ist nach Hause, weil da nach einem Konzert eine Frau im Backstage war, mit der ich vor einem Jahrzehnt mal geschlafen hatte.

Ich wusste, es wird nur schlimmer, wenn ich jetzt nicht hinterherfahre. Als ich nach Hause kam, waren nur ein paar Teller zu Bruch gegangen. Aber das nächste Mal hat sie meine Hosen zerschnitten. Alle. Und meine Schubladen durchwühlt. Seiten aus meinen Tagebüchern gerissen.

Ich konnte die Bäckerin zu lange ansehen oder ihr nur einen schönen Tag wünschen und ich war erledigt. Gezeter und Gekeife den Rest des Tages.

So habe ich angefangen zu lügen. Ich war beim Arzt wegen meines Knies. Ist es eine Frau, fragt sie. Nein, sage ich, ein Mann. Die meisten Orthopäden sind Männer.

Als sie irgendwie herausgefunden hat, dass es eine Frau ist, ist die Champagnerflasche gegen den Spiegel geknallt. Den großen im Flur. Eine Woche später noch habe ich Scherben gefunden, die bis ins Schlafzimmer geflogen waren.

Ich habe gelogen, über alles Mögliche, weil ich verhindern wollte, dass sie ausflippt. Aber sie ist trotzdem ausgeflippt, ich hatte keine Chance.

Irgendwann habe ich verstanden, dass es nach der ersten Flasche Wein schlimmer wurde, aber wer wäre ich gewesen, dass ich sie am Trinken gehindert hätte. Niemand konnte sie hindern. Niemand konnte sie aufhalten. So war es auch auf ihrem Weg in die erste Liga der Komiker dieses Landes. Niemand konnte sie aufhalten auf ihrem Weg zu den Preisen und Auszeichnungen. Niemand konnte sie aufhalten, wenn sie einen zum Lachen bringen wollte. Niemand konnte sie aufhalten, wenn sie schreien und schimpfen und die Wohnung verwüsten wollte. Am wenigsten ich.

Diese Energie, die du bei ihr auf der Bühne gesehen hast, diese Energie hat sie überall reingesteckt. Sie konnte gar nicht anders.

Du kannst noch so viel trinken und koksen und dir sagen, dass sie es nicht so meint. Dass es nur ihre eigenen Unsicherheiten und Ängste sind, die sie da auf dich loslässt. Dass sie glaubt, ihre Dämonen bekämpfen zu können, indem sie sie auf andere hetzt. Dass sie innerlich ganz kaputt sein muss.

Es geht an niemandem spurlos vorbei, wenn man ihn jeden Tag als untreu beschimpft, als Versager, als Waschlappen, als egoistisches Arschloch, Betrüger, Weiberheld, kokssüchtiges Wrack, Möchtegernbassist, verblendete Pophure, Kapitalistenmätresse, Groupiebeglücker. Die Liste war lang und manchmal einfallsreich. Ihre Wut war echt und diese Wut, das Gekeife, die Scherben machten mich jeden Tag etwas kleiner.

Vielleicht war es diese Wut, die sie zu einer guten Komikerin machte. Sie brauchte diese Momente, in denen sie auf der Bühne zusammen mit allen anderen diese ganze Spannung mal loslassen konnte. Genau das ist ja ein Witz, eine Spannung, die man loslässt.

Ich versuchte, unsichtbar zu werden. Wir lachten nicht mehr. Weder gemeinsam noch alleine. Nach drei Jahren war mir das Lachen vergangen. Komplett.

Sie hatte ihren Humor noch. Sie probierte ihn aber nicht mehr an mir aus. Sie zeigte ihn auf der Bühne und war erfolgreicher als zuvor. Vielleicht, weil sie so dringend etwas brauchte, bei dem sie sich gut fühlen konnte.

Es gibt nichts Deprimierendes als die Diagnose Depression. Aber das war es, was der Arzt mir sagte, und es war zu spät, um die Notbremse zu ziehen. Ich hatte nicht die Kraft, mich zu trennen. Ich zog zu meiner Mutter. Ohne was zu sagen. Ein über vierzigjähriger abgehalfterter Punkrocker, der in sein Kinderzimmer zieht, aus dem er mit siebzehn nicht schnell genug rauskonnte.

Ich kann dir das empfehlen, solltest du jemals Depressionen bekommen. Wenn es dir so schlecht geht, dass die Kacke nicht mal mehr dampft, dann zieh zu deiner Mutter. Es gibt niemanden, der sich besser um dich kümmern kann.

Nach drei Monaten bei meiner Mutter reichte ich die Scheidung ein.
Und mehr als ein Jahr später war ich bei der Eröffnung dieses Burgerladens. Wie die Eröffnung eines solchen Ladens halt ist, wenn er einem international bekannten Sänger gehört. Es waren Drinks im Spiel und dieses Pulver, das einen Ruf hat, aber das ist keine Entschuldigung. Nichts ist eine Entschuldigung. Sie hatte ihren neuen Freund dabei, Max, nennen wir ihn Max, so einen Prozess hat man schnell am Hals. Vielleicht war es auch nicht ihr neuer Freund. Sagen wir, ich kannte den Typen nicht, und selbst wenn ich ihn gekannt hätte, wäre er mir scheißegal gewesen.
Sie hatte schon getrunken und kam dauernd an und beschimpfte mich, als wären wir noch verheiratet. Die ersten zwei Mal habe ich gar nicht reagiert, beim dritten Mal habe ich gesagt, sie soll sich verpissen.
Ich hätte sie auch höflich bitten können, mich in Ruhe zu lassen. Hätte auch nichts gebracht. Egal, was ich gesagt oder getan hätte, es hätte nichts gebracht. Ich kannte sie ja. Nichts konnte sie davon abhalten, zu den Leuten zu kommen, bei denen ich gerade stand, und Dinge zu sagen wie: Pete, wie geht's dir heute? Pete, wer lädt denn so einen koksenden Wichser wie dich ein? Pete, du siehst aus, als hätte Bud Spencer ein Kind von André the Giant bekommen. Pete, weißt du, wie man einen Bassisten nennt, der nur mit drei Fingern spielt? Versager. Pete, warum gehst du nicht einfach, dann können die anderen noch einen schönen Abend haben.
Also habe ich ihr gesagt, sie soll sich verpissen. Du gehst mir auf den Sack, Carolin, verpiss dich doch einfach.
Natürlich hast du nichts darüber gelesen, in keinem der Artikel, auch nicht in den längeren. Du hast auch nicht gelesen, dass Max oder wie immer er heißt zu den Fotografen ging und sagte: Haltet die Kameras bereit, Jungs.
Du hast nichts darüber gelesen, wie er danach zu mir kam und sagte: Pete, du Fotze, so kannst du nicht mit ihr reden.
Ich war nicht freundlich. Nein. Ich wusste genau, worauf das

hinausläuft, als ich antwortete: Fick dich. Und dazu irgendeinen Namen, der mir gerade einfiel. Vielleicht Max.
Er hat mich geschubst, ich habe ihn geschubst, dann bin ich irgendwie gegen seinen Kumpel geflogen, der mir eine gelangt hat, derweil hat Leroy, der im Veranda die Tür macht, unserem Freund Max eine gelangt und die Fotografen haben fotografiert, als gäbe es kein Morgen. Vier, fünf, sechs Leute in einem Gerangel, ich, der versucht, zu unserem Freund durchzukommen, der von Leroy gerade noch eine verpasst bekommt, die Blitzlichter der Fotografen, Schreie. Und da packt mich jemand von hinten.
Du weißt vielleicht, wie es auf der Straße ist. Oder wie es zumindest früher war. Nicht von hinten. Mann gegen Mann, aber nicht von hinten.
Natürlich kannst du jetzt sagen, allein die Tatsache, dass jemand mich von hinten packte, hätte mir sagen können, dass da etwas nicht stimmte. Aber denk du mal an sowas, wenn du im Blitzlicht stehst und alles so aussieht, als würde es in eine dieser Massenschlägereien ausarten.
Ich habe den Typen hinter mir an den Haaren zu fassen bekommen und herumgeschleudert, damit ich ihm von vorne in die Fresse schlagen kann. Und ich habe nicht geschlagen. Jeder, der dabei gewesen ist, bezeugt das. Ich habe nicht geschlagen. Es war alles eine Verkettung unglücklicher Umstände. Sogar sie selbst sagte es.
Aber das hat niemanden interessiert. Auf den Titelseiten hast du gesehen, wie ich meine Exfrau an den Haaren habe und aushole, um ihr mit der Faust in die Fresse zu schlagen.
Ich habe viele Fehler und einer meiner größten war es, diese Frau zu heiraten, mit der niemand fertig geworden ist außer dem Krebs. Ich habe viele Fehler und ich habe viele Dinge getan, für die ich mich schäme. Aber dafür schäme ich mich nicht.
Es ist egal, was ich sage, niemand hört mich, aber alle kennen das Bild. Das Bild ist aber nichts wert ohne die Geschichte.

FUCHS UND BASS

Mutter Erde war in tiefem Schlaf, der Fuchs aber lag wach und dachte nach. Er hörte ein Wummern in der Nacht und folgte den Bässen, bis zu einer Lichtung mit Bassschamanen. Die Wiese voller Wesen, angestrahlt von Lichtern, sie warfen die Arme in die Luft, ihre Augen groß, die Pupillen hungrig.

Die Vögel waren schon geflohen, die Eule war nicht da, der Kauz war nicht da. Luchs und Dachs und Fledermäuse waren weit weg vom Wummern. Nicht mal die Ameisen waren geblieben. Alles war auf einer Reise.

Der Fuchs machte seine Ohren klein, spürte das Wummern unter seinen Pfoten und die Vibrationen in seinem Fell. Der Bass kratzte, als würde er eine rostige Röhre herunterrutschen. Zwei der Wesen umarmten sich, jedes in dem Glauben, dass in dem anderen ein Licht sein würde, das ihn rettete. Hätten sie sich entschlossen, gemeinsam in der Dunkelheit zu sitzen, wären sie verbunden gewesen. So blieben ihnen nur die Arme. Ein Bassschamane stand auf einer Kiste, den Kopf Richtung Sterne erhoben. Als sei er derjenige, der Dunkelheit auf sich nehmen konnte.

Solange die Wesen im Bass badeten, war ihr Schmerz aufgelöst. Sie tranken in großen Schlucken und ihr Blut begann zu leuchten und wärmte sie von innen.

Luft und Wärme und Licht und Musik, mehr hatte es nicht gebraucht, sie zusammenzubringen. Glaubten sie.

Doch der Fuchs lag wach und dachte nach, jede Nacht.

Alles war aus der Tiefe gekommen. Mutter Erde war nicht blau oder grün oder braun. Mutter Erde war schwarz, tief

unten im Meer war sie schwarz. Sie war unruhig, noch vor dem Plankton, vor den Quallen und den Tintenfischen. Mutter Erde war unruhig tausende Meter tief unten. Kein Licht, keine Luft, keine Wärme. Aber Druck, stärker als jeder Bass. Dort hatte alles angefangen.
Die Vögel waren nicht frei. Sie hielten ihren Blick nach unten gerichtet. Weil sie nach Beute suchten. Weil sie wieder landen mussten.
Doch unten im Wasser war Freiheit, alles bewegte sich in jede Richtung und jede Richtung war gleich. Es gab kein Osten und kein Westen, kein Oben und kein Unten. Dort hatte alles angefangen.
In Mutter Erde brodelte es und sie spie Feuer ins Wasser. Viele Zeitalter später tanzten sie auf der Lichtung, um alles zu vergessen. Sie gaben ihre Narben, ihre Sehnsüchte, ihre Wünsche und Ängste in die Nacht und in den Bass. Die besten schafften es immer nur auf die Dächer von Gefängnissen und keinen Schritt weiter.
Von dort unten waren sie gekommen, aus dem Brodeln und Wummern von Mutter Erde, doch sie glaubten, sie sehnten sich nach Licht.
Und der Fuchs lag wach und dachte nach.
Es gab oben und unten, es gab groß und klein, es gab drinnen und draußen, innen und außen. Wenn es eins gab, musste es auch das andere geben.
Doch so war es nicht mit dem Licht. Die Dunkelheit war da, wo das Licht nicht hinkam. Doch das Oben war nicht da, wo das Unten nicht mehr hinkam. Das Licht konnte in jede Ecke der Dunkelheit, doch das Innen konnte nicht in jede Ecke vom Außen. Die Erde konnte nicht in den Himmel, aber der Bass konnte in jede Ecke der Stille.
Die Wesen wollten etwas, das sich in jede Richtung ausbreiten konnte. Sie wollten weg vom Dach.
Mutter Erde lag in tiefem Schlaf und da waren Bass und Tanz und Nacht. Die Wesen waren wach, weil Fragen brannten oder Nasen. Jedes Wesen konnte wachsen, wachsen, um Sor-

gen zu verstauen, doch jedes versuchte, groß genug zu werden, um Licht einzulassen.
Die Boxen und Reifenspuren der Bassschamanen. Das hier war ihre Kirche, hier heilten sie Wunden und nach der Nacht bluteten alle weiter.
Die Blätter vibrierten mit der Musik. Niemand wollte tiefen Schlaf. Sie wollten sein wie ein Ast an einem Baum von Mutter Erde, oder wie ein Blatt.
Sie tanzten, die Blätter tanzten, sogar der Fuchs tanzte, doch bald würde alles verschwunden sein. Der Bass, die Wesen, die Nacht, die Kirche und auch das Vergessen. Bald würde alles verschwunden sein, doch die Musik würde bleiben. Das Rascheln der Blätter, das Singen der Vögel, das Rauschen des Bachs, die leisen Laute der Raubtiere und der Angstschrei der Beute.
Die Musik würde bleiben, die Melodien, der Gesang und die Stille.
Sela.

Busy Signal singt:

I'm gonna live my life
treat everyone as family
we show love
everywhere we go
before you realize time is short
so you live your best today
hoping for tomorrow

Und Ram Dass erzählt diese Geschichte:
Er verkauft in den 70ern die 6-LP-Box *Love, Serve, Remember* für 4.50 $ per Mailorder. Sein Vater, ein Anwalt, sagt, dass die Box doch mehr wert sei. Ram Dass bestätigt. Sein Vater fragt, ob weniger Leute sie kaufen würden, wenn er sie für 10 $ verkaufte. Ram Dass verneint.
Der Vater versteht nicht, warum der Sohn nicht mehr Gewinn machen möchte.
Ram Dass fragt:
– Erinnerst du dich, wie du Onkel Henry vor Gericht vertreten hast?
– Ja.
– Das war ein schwieriger Fall, richtig?
– Ja.
– Du musstest viel Zeit und Arbeit reinstecken?
– Richtig.
– Du hast gewonnen?
– Ja, der Fall ging bis vor den Supreme Court in Massachusetts, aber ich habe gewonnen.
– Und du hast Onkel Henry eine saftige Rechnung geschrieben?
– Nein, wie hätte ich das tun können? Es ist Onkel Henry.
– Siehst du, sagt Ram Dass, das ist mein Problem. Wenn du irgend jemanden findest, der nicht Onkel Henry ist, dann werde ich ihm mit Vergnügen das Geld aus der Tasche ziehen.

Dank geht an die Familie.

INHALT